本当にあった

DQN
ドキュン

な

処方せん

医療法人恵生会 恵生会病院 内科 橋本 浩 著

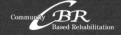

Community
GBR
Based Rehabilitation

はじめに

　DQN と書いて「ドキュン」または「ディー・キュー・エヌ」と読むのはネットの世界では 1990 年代後半からの常識だそうです．1994 年から 2002 年まで放送されていた素人参加型の某テレビ番組に登場した若者たちが視聴者にドヒャーと呆れかえるほど非常識な人物が多かったことから，ネットの掲示板などで，その番組のタイトルに使われていた「ドキュン」という言葉をモチーフに DQN というネット用語が生まれたそうです．今では「非常識な人を批判すると非常識な方法で報復されること」を「DQN 返し」というように，派生語も登場しているそうです．

　DQN な人々は，非常識である他に，短気でわがまま，自分の間違いや問題点を指摘されると逆上しやすい，などの特徴があります．

　そのため，DQN な人々とはできるだけ関わらないほうがよいとする意見も多く，DQN な人々との感情的な言葉の応酬はきわめて危険だと指摘する人もいるほどです．さらには，ネット上で詳しく法律的な視点も加えて解説されている弁護士さんもおられるようです．

　「DQN という言葉は人を侮辱する用語であり，俗語である」という趣旨の判決文を名誉毀損訴訟事件の判決文において提示した裁判所もあるのだそうです．

　本書は，私がこれまで小児科医あるいは内科医や総合診療科医として働いてきたいろいろな医療機関で自分の目で実在を確認したさまざまな DQN な処方せんについて書いています．

　もちろん DQN 返しを受けないように細心の注意を払って原稿を書く

作業を行いました.

　それでも DQN 返しがしたくなる読者がいるとすれば，話題性が出て成功だといえるのかもしれませんが，なるべく穏便に願いたいと思っています. 出版社の皆さんにご迷惑をおかけするわけには，いきませんものね.

　この本で紹介している DQN な処方せんはこれまでに私が複数の病院や診療所で偶然見かけたものばかりです. どれも複数の医師が処方されたものばかりを選びました. つまり，よくある間違いですね.

　研修医を主な対象読者に考えて執筆した本書の狙いは，DQN な処方せんを減らしたいということであり，DQN な処方せんをする人々を糾弾することではありません. この点はしっかりとご理解ください.

2023 年 5 月吉日

橋本　浩

Contents

Ⅱ 成人編

注）本書にしばしば登場する"オニマツさん"は著者がリスペクトしている
國松淳和医師が創出された"ユニーク・鬼・ドクター"キャラクターです。

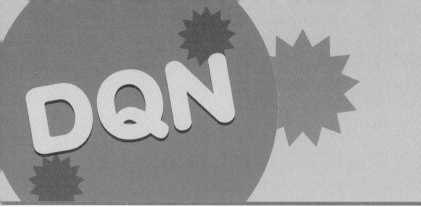

I 小児編

嘔気や嘔吐に関係なく
感冒にはプリンペラン®?
錐体外路症状をご存じない?

症 例

生後 8 カ月の男児. 3 日前に発熱, 鼻汁, 下痢を理由に近医小児科を受診し, 感冒と診断され, 薬をもらった. 2 日前の朝から発熱と下痢はないが, 鼻汁が続くため, もらった薬を服用させていた. 今朝から, 哺乳させようとすると不機嫌で体をそらすようになり, 夕方になるとベビーベッドの上で体をそらして激しく啼泣するようになり, 両親が不安になって来院した.

処 方

1) アリメジン® シロップ　2 mL
   アスベリン® シロップ　3 mL
   ムコダイン® シロップ　4 mL
   プリンペラン® シロップ　4 mL　分 3 (毎食後)
2) アセトアミノフェン坐剤 (100 mg) 1 個

頓用 (38℃以上の発熱時)

DQN 解 説

　発熱と鼻汁，下痢があって感冒と診断され，対症療法てんこ盛り
の処方を受けた乳児です．咳がないのに咳止めのアスベリン®，嘔
気や嘔吐がないのに制吐剤のプリンペラン®（塩酸メトクロプラミ
ド）が入っています．実は，この小児科の先生は「風邪」，「感冒」
と診断すると，どの子どもにも常にこれらの薬剤を約束処方として
院内調剤で出し，医薬分業が進むと院外処方せんで同じ処方をして
おられました．

　「子どもは風邪をひくと，よく下痢や嘔吐をするから，あらかじめ
制吐剤を出しておくほうが，面倒が少なくてよい」という発想をさ
れていたようです．確かに，ムコダイン®（カルボシステイン）は
中耳炎予防になり得るという説もありますが…．

　この症例の場合は，咳は出ていないのに，同じ発想で鎮咳薬のア
スベリン®を処方されているようです．

　鼻汁（鼻水）が出るから鼻水止めとしてアリメジン®，鼻づまり
を予防するのにムコダイン®という発想なのでしょうね．

　とても単純なロジックなので，多くの保護者や患者さんには受け
入れてもらえるでしょうね．実際，その先生の診療所は，当時は大
盛況でした．嘔気・嘔吐がない子どもにもプリンペラン®入りシ
ロップが処方されているというのが，その診療所の特徴でした．

　さて，本題に入りましょう．患児の両親が心配になって私がいた
病院に夜間の時間外に来院されたわけですが，診察するとベッドの
上に寝かされた患児の足の親趾が微妙にそり返っていました．足底
外側をこするとはっきり親趾がそり返りました．乳児でここまでバ
ビンスキー反射が出るのはまれですが，「そっくり返る」「からだを

くねらせて機嫌が悪い」「イライラしているみたい」などという話が保護者からあれば，一度は錐体外路症状を疑ってみることは必要です．

　特に乳児では，症状がわかりにくいので，疑ってみることが的確な所見を得るきっかけになることは少なくありません．

　プリンペラン®は，副作用として錐体外路症状が出ることがあり，その出やすさにはかなり個人差があり，過量投与でなくても，この症例のように短期間の投与でも出ることがあり得ます．乳児や幼児など年少児ほどはっきりした症状が出ることは少ないためか，錐体外路症状が出る頻度はわかっていません．しかし，小児では投与開始から1〜3日で発症することが多い傾向にあり，投与を中止すると多くの場合，24時間で症状が改善することがほとんどです．このことも頻度が把握できない原因になっていそうですね．年齢に関係なく，落ちつきがない，そわそわする，イライラするなどの精神症状で気づかれる例もあります．先の症例はイライラし，さらに不随意運動としてそり返っていたわけです．

　この先生は，このことをご存じなかったようで，後日に別の子どもを「感冒の経過中に体をそらして興奮するようになり，この不随意運動を母親が心配するので精査してほしい」と紹介状をくださったことがありました．

　嘔吐対策をするなら，少なくともレギュラーユースではなく，解熱剤のように頓服か頓用の座薬にしておくほうがましでしょうね．

　ちなみに，プリンペラン®を長期服用した高齢者（特に高齢女性）では，薬剤性パーキンソン症候群や遅発性ジスキネジアが起こりやすく，注意が必要です．この場合，服用を中止しても持続することがあります．プリンペラン®（メトクロプラミド）は大脳基底核線条体でドパミンの働きを阻害することで薬剤性パーキンソン症候群

や遅発性ジスキネジアを生じると考えられます．薬剤性パーキンソン症候群は通常のパーキンソン病よりも症状の進行が早いことが多いようです．同じメカニズムで薬剤性パーキンソン症候群や遅発性ジスキネジアを起こすことが有名なノバミン®（プロクロルペラン）について、"今では海外ではほとんど使用されていない国が少なくないのに、どうして日本ではいまだに高齢者にも頻用されているのでしょうか？"と不思議がっている看護師長さんもいました．この薬剤を処方したことがない私も不思議に感じます．

　解熱剤を処方されていたシロップ剤の混合物に追加混合し、1日3回のレギュラーユースをさせ、胃腸障害や低体温をつくる迷医もいまだにいるようですが、どんな薬剤であっても薬剤の過剰な処方は慎むべきです．簡便で親の手間が省けるという理由で、シロップ剤にドライシロップ (DS) などの散剤も混合して処方する医師もいまだにいるようですが、抗生剤の DS をはじめとしてシロップ剤に混合すると成分が分解してしまって薬力価がどんどん下がってしまう散剤の薬が多いので、シロップ剤に混合すべきではありません．ムコソルバン® シロップの添付文書には、このシロップと抗生剤のドライシロップを混合すると濁る（実は化合物が作られて、薬力価が低下する）ので、混合しないように注意書きがありますが、それを無視したのか、はたまた読んでいないのかは不明ですが、知人のお子さんが混合した処方と調剤をされていたのを知って、思わず絶句してしまった経験が私にはあります．

　なお、制吐剤として処方されることが多い消化管運動改善薬であるナウゼリン® の座薬（ドンペリドン坐剤）を嘔吐時に頓用として処方するやり方もありますが、強い脱水がある場合にはショック様症状が起きることがあり、この薬剤にアレルギーがある患者では本

嘔気や嘔吐に関係なく感冒にはプリンペラン®？
錐体外路症状をご存じない？

当にショックを起こすこともあり得るので，薬剤アレルギーの既往の有無はしっかり確認しましょう.

　ナウゼリン®（ドンペリドン）は，プリンペラン®（メトクロプラミド）より頻度は少ないものの，錐体外路症状や薬剤性パーキンソン症候群を発症することがあり，注意は必要です．また，ノバミン®ほどではありませんが，ナウゼリン®（ドンペリドン）やプリンペラン®（メトクロプラミド）もアカシジア（静座不能症：落ち着きなく，じっとしておられず，寝たり起きたり，あたりを歩き回ったり，足踏みをするなどの動作を繰り返し，多動症や発達障害を疑われる可能性があります）を発症する可能性があります．抗精神病薬や抗うつ薬にも薬剤性パーキンソン症候群やアカシジアを起こし得る薬剤が少なくなく，注意が必要です.

　小児では，てんかんに使われるバルプロ酸ナトリウム製剤が薬剤性パーキンソン症候群やアカシジアを起こし得ることが知られています．正直なところ，この症例の処方せんには他にも問題点があるのですが，それについては後ほど書こうと思います.

　なお，プリンペラン®とそのジェネリックのシロップ剤は，他剤と混合すると沈殿の恐れがあり，振って使用と書かれている書籍[1]もありますが，沈殿ができると薬剤の有効成分が分解したり，振ると泡立って正確な量を測ることができなかったり，泡が消えるのを待っているうちに再び沈殿してしまったりする恐れがあります．つまり，「混ぜておけば便利だろう」という単純な発想は「咳がでるから咳止めを処方する」，「吐き気があるから制吐剤を処方する」という単純な発想と本質的な差はないのです.

📖文献
1）医薬情報研究所（編）：ドラッグノート 2022．じほう，2021，p340

1歳児に慢性副鼻腔炎で抗菌薬
副鼻腔がないのに蓄膿?

症 例

1歳の女児.約10日前から鼻汁が続き,膿性鼻汁と鼻閉が出現して不機嫌になったため,耳鼻咽喉科を受診.X線にて副鼻腔が真っ白になって位置がわからないのは蓄膿,つまり慢性副鼻腔炎だから,抗生剤を長期服用する必要があると説明を受け,毎日午前中に通院して鼻処置を受けるように指示されたため,通院を開始.通院開始4日目の朝に大量の下痢便を認めたため,その日の受診時に下痢をしたと母親が医師に話したところ,「薬の問題ではないから,様子をみてください」といわれたものの,その日から翌朝までに合計6回の泥状便の後に水様便を認め,1回の嘔吐もあり,翌日は耳鼻咽喉科受診を取りやめて,私の小児科外来を受診.

処 方

クラリスロ® マイシン DS　50 mg

カルボシステインシロップ　3 mL

ビオスリー® 細粒　0.5 g

水　適量　1日1回朝食後14日分

　　　　用時よく振って使用のこと

　CT を使った年齢縦断的調査では，副鼻腔が明らかな含気を伴って認められるのは 3 歳の誕生日を迎えてからです．1 歳児なら，誰でも X 線で副鼻腔の存在は確認できず，それがあるべき部位は骨ですから，当然ながら真っ白に写ります．つまり，1 歳児に存在するはずがない副鼻腔に炎症は起こり得ません．乳児から 3 歳前までの子どもは，鼻腔と副鼻腔の明確な区別はできず，鼻腔と連続した小さなくぼみとして副鼻腔が存在すると考えるほうが現実的だとして，急性鼻炎や副鼻腔炎とするのではなく，鼻副鼻腔炎と診断するほうが合理的だという考え方もあります．

　鼻副鼻腔炎の原因はほぼ全例がウイルス感染なので，鼻処置としてせっせと鼻汁を吸引して，生理食塩水か高張食塩水を点鼻すると改善することがわかっています．1 日数回するほうがより効果があるので，母親など保護者を指導して自宅で頑張ってもらうことも少なくなく，診察室にはその練習のために通ってもらうという小児科医も増えています．

　つまり，抗生剤を内服する必要性はありません．慢性副鼻腔炎にマクロライド少量長期療法が有効だとエビデンスが確立しているのは，成人に限った話であり，乳幼児にはエビデンスはありません．上記の処方せんには，しっかり抗生剤が入っていますね．しかも，ドライシロップの抗生剤にシロップ製剤を加えるという，時間経過とともに薬力価が落ちていくことを考慮していない処方であるうえ，ご丁寧に水を加えて溶かしています．抗生剤のドライシロップは実際には水に溶けきらないことが多く懸濁液にしているだけです．しかも懸濁すると数時間から数日で分解が始まり，5 日以内に

薬力価が 7〜8 割以下に低下するものが少なくありません．腸内細菌叢を守ろうという意図があるのか，生菌製剤であるビオスリー®が入っていますが，これも保存状態によって生菌が死滅してしまうことがあり得ます．1 度に 14 日分の長期処方では，完全に薬がむだになってしまいます．しかも，抗生剤の分解産物は腸内細菌叢を乱すことがあり得るので，下痢が生じる可能性を考えてもおかしくありません．このようなやり方は，5 日分でも NG だと考えるべきです．小児用抗生剤の添付文書には「用時懸濁すること」と書かれている場合がありますが，これは実際に内服するときのことを"用時"と表現しているのであり，調剤するときではありません．

　なお，抗生剤に非耐性乳酸菌製剤であるビオフェルミン® を混ぜるのはナンセンスです．混ぜるなら，抗生剤に耐性があるビオフェルミン® R などの耐性乳酸菌製剤を使用すべきでしょう．ただし，すべての抗生剤や合成抗菌薬に耐性があるわけではありませんから，"混合すればいい"，というワンパターーンは避けるよう留意すべきです．耐性乳酸菌製剤を含む多くの耐性腸内細菌製剤はニューキノロン系の合成抗菌薬やホスホマイシンには耐性がありません．

　昭和の終わりから平成の初期にかけては，こういう調剤をする医療機関が少なくありませんでしたが，令和になってもこういう医療機関が残存しているようです．

　この患者さんの場合，お母さんに病気や治療法についてじっくりと説明し，脱水があったので点滴を行いました．下痢も単純に下痢止めを出さないのはもちろんですが，それについては後述します．

セフゾン® で尿が赤くなって，便に赤いものが混じるという
古い話をご存じでしょうか？

　セフゾン®（セフジニル）を内服すると尿が赤くなることがあると
いうのは，昔からよくいろいろな本[1]に書かれていますが，アスベリ
ン® の服用でも赤い尿が出ることがあるそうです．薬剤による尿の変
色が原因であり，人体には影響はないものの，患者やその家族などに
「尿が赤くなることがまれにあり得るので驚かないくださいね」と一言
添えておくほうがいいかもしれません．尿の変色は小児よりも成人に
多い傾向があるのかもしれませんが，実は判然としてはいません．私
個人の経験では小児では例がなく，高齢者，特に寝たきりの高齢者に
観察された例が数例ありました．便秘に使う麻子仁丸という漢方薬で
も，ときに尿が赤〜赤紫に変色することがありますが，この場合も頻
度は不明です．私の個人的な経験では，250 例処方しても 1 例あるか
ないか，という程度だと認識しています．

　ところで，乳児の場合はセフゾン® 細粒小児用で血便のような赤い
塊が便に混じることがあります．セフゾン® 細粒小児用が発売されて
間もない頃，隣町の耳鼻咽喉科を急性中耳炎で受診した生後 2 カ月の
乳児の便に赤い塊が認められ，母親が乳児を連れて再診．「セフゾン®
で血便が出たのでしょうか？」と質問したところ，「そんなばかなこと
はあり得ない！」と言われて追い返されたので，私がいた病院にセカ
ンドオピニオンを求めて受診されました．

　持参された便をみると，黄色い便の中に "細かな赤い斑点もしくは
顆粒が集まって固まったような感じで，ミルクかす（不消化な母乳）
様の物体の表面に吸着しているようにみえるものが粘液に包まれて，
2〜3 個ありました．便潜血反応は陰性で，血液ではないことはわか
りました．便培養を行いましたが，病原菌は検出されませんでした．
小児の化膿性中耳炎に抗生剤を使う場合の第一選択はアモキシシリン

(AMPC) だと考えていましたので，私はパセトシン® 細粒と耐性乳酸菌製剤を処方し，経過をみました．すると，その 2 日後から例の "赤いもの" は便中に認められなくなったそうです．

　その 2〜3 週間後，同じ病院に勤務していた 1 年先輩の小児科医が，セフゾン® 細粒小児用の服用開始から 2 日後に便の中に赤いものが出ると，生後 1 カ月を過ぎたばかりの乳児を受診し，カンピロバクター腸炎を疑って便培養検査をオーダーしていました．しかし，病原菌は検出されず，セフゾン® の内服を中止した翌日から便の中に赤いものは出なくなったそうです．

　この "偽血便" ないし "赤いもの" は，母乳栄養で育っている生後 2〜3 カ月ぐらいまでの乳児に多く，生後 7 カ月以降になると母乳栄養児でもほぼなくなるようです．相対的に胃酸過多の状態にある早期乳児がセフゾン® 細粒小児用を服用するとこのような現象が生じる傾向があるようですが，きちんとしたエビデンスデータは見当たりませんでした．

　この現象は，明らかな血便を伴い得る偽膜性腸炎やカンピロバクター腸炎などの細菌性腸炎とは違うので，慌てることなくしっかり便を観察することが大切だと思われます．もちろん，便潜血検査は鑑別に有用です．

📖文献

1）宮地良樹，上田良樹，郡　義明，他（編）：頻用薬の落とし穴　何気ない処方に潜む罠．文光堂，2015，p192

セフゾン® で尿が赤くなって，便に赤いものが混じるという古い話をご存じでしょうか？

明らかな部分てんかんに VPA
てんかん治療の基本

▎症 例

10歳のペルー人男児．新生児仮死にて母国の小児科でフォローされていたが，父親の仕事の関係で約1年前に家族で来日し，学校にも数カ月でなじみ，日本語も堪能で運動障害もなく経過していた．

　しかし，半年前からけいれんが時折出現し，他院を受診した．てんかんと診断され，服薬していたが，ぼんやりしだすとほぼ同時に始まるけいれんの頻度に変化はなく，家族で相談して私が勤務していた病院小児科を受診した．他院では，バルプロ酸ナトリウム（VPA）製剤であるデパケン®を処方されていた．

▎処 方

デパケン® 徐放錠　400 mg　2T　分2（朝・夕食後）28日分

DQN 解説

　本人はけいれん発作時には頭がぼんやりして記憶がはっきりせず，気づくと脱力感があると言い，同じく日本語が堪能な中学生の

姉の説明によると，突然ぼんやりしはじめたかと思うと左上肢に限局したけいれんが始まるとのことで，複雑部分発作であると考えられました．頭部 CT 所見では左大脳半球には異常は認められず，右大脳半球は後頭葉がほぼ破壊されており，頭頂部の一部も明らかな萎縮を認めましたが，脳波では右頭頂葉の一部に限局した棘波が散発する以外には異常を認めませんでした．CT 画像所見から想像できる障害児の姿とはまったく違い，運動障害がまったくなくスポーツ万能で成績優秀な本人を見比べると脳の可塑性のすごさに思いを馳せてしまうほどでした．

　姉の証言と脳波所見から，部分てんかん発作の一種である複雑部分発作として，カルバマゼピン（テグレトール®）を 5 mg/kg を 14日分から開始しました．すると，最初の 2 週間で，それまで週 3～4 回起きていた発作が週 2 回に減りました．10 mg/kg に増量しましたが，その後は 2 回の発作があったものの，治療開始から 18 日目からは発作はなくなり，本人によると眠気もなく，悪心や嘔吐もないとのことでした．その後，1 年間は毎月 1 回受診しており，投与量を 10 mg/kg に維持しましたが，発作は生じませんでした．1年 3 カ月目に両親の離婚に伴い，患児と姉は父親とともにペルーに帰国することになりましたが，ペルーでもカルバマゼピン（CBZ）はテグレトール® として流通しており，この薬剤は最新の抗てんかん薬よりもかなり安価であり，世界中で処方可能な薬剤ですから，患児の帰国に際しては，英文で診療情報提供書を作成しました．

　ここ 10 数年間は新しい抗てんかん薬が発売されていますが，それらの新しい薬剤は海外では未発売であったり，入手困難であったりする国や地域が少なくありません．そのため，CBZ のように従来からあって，多くの国で入手可能な薬剤を選択する必要があります．

　基本的にはバルプロ酸（VPA）は全般発作に有効であり，この症例のような部分発作に対してはCBZ製剤が有効であることが知られています．

　ただし，CBZ製剤の量を最初から多くすると，頭痛や嘔気・嘔吐あるいはめまいなど，飲酒し過ぎたときのような不快感を伴う副作用が強く出現する症例が多く，テグレ酔いと呼ばれることもあります．これを防ぐためには，少量投与から開始し，定期的に経過をみながら徐々に増量していくなど，注意が必要です．

　さてここからが本題です．タイトルの通り，部分てんかん発作の患者にVPAを処方するのはNGです．VPAは，全般性てんかんに第一選択薬として使う薬剤であり，部分てんかんに対する第一選択薬はCBZです．新しい抗てんかん薬がたくさん登場していますが，臨床データが豊富で有効性や安全性あるいは薬剤管理に関するエビデンスデータが揃っていて，生じ得る問題が予想でき，それに迅速に対応できるばかりか，医療経済的にもリーズナブルな医療費ですませることが可能です．ですから，これから日本が世界経済において凋落していく時代が進めば，ますます有用性は高まるでしょう．今でも若い患者さんは，安い医薬品を希望する傾向があります．この傾向は，今後ますます進むと思われます．

　ただし，新しい抗てんかん薬を否定するつもりはありません．それぞれの薬剤の特徴といえる有効性や安全性を適切に組み合わせて使うことは有用性が高く，個々の患者の状況を総合的に勘案して薬剤選択を行うべきだと考えます．

　発作時に視線が合わない，動作が止まる，呼びかけても反応しない，会話が成立しない返事を急にしだす，口をもぐもぐ動かす，手や四肢を動かす，などの意識レベルの低下を伴う症状がみられる場

合は，複雑部分発作が考えられます．他方，単純部分発作では意識は正常に保たれます．部分発作では，幻視，幻聴，デジャブ（既視感），ジャメブ（未視感）を自覚症状として語ってくれる患者さんが意外と多いのですが，ここで紹介した症例のペルー人の少年にはそのような自覚症状はありませんでした．

全身がガクガク震えて泡を吹いて意識がなくなって倒れるという，てんかんのイメージそのものが認められる場合には，全般性発作の大発作が多いと考えられます．全般発作で意識消失だけの場合は純粋小発作ですね．完全に意識がなくなって全身が硬直してガクガクすることがあるのは全般発作です．

ただし，意識がなくならないか低下する部分発作も全身がガクガクすることがありますが，これは二次性全般化発作といいます．

つまり，ポイントは意識レベルがどうなのか，ということが全般発作と部分発作の大切な鑑別点になりそうです．部分発作では脳波検査でてんかん波は局在して観察され，全般発作では全般的に観察されます．したがって，脳波検査でてんかん波の局在を調べるのもかなり有用ではありますが，部分発作が二次性全般化発作を示す場合には，てんかん波は全般性に認められるため，脳波検査は役に立たない可能性もあります．

頭部 CT で脳損傷が広範囲にあるから，という理由で全般発作であると考えてはいけません．まず症状がどうかを確認することが先決です．そのためには正確に現病歴を聞き取ることが決め手になります．

全般発作に CBZ を投与すると発作が増悪します．全般発作にはVPA が第一選択薬ですが，この薬剤は肥満を引き起こす副作用があり，患者の体格を考える必要があります．また，VPA は妊娠する可

能性がある女性には高プロラクチン血症を生じて胎児に対する神経管閉鎖不全や頭蓋骨顔面奇形あるいは骨格異常などの催奇形性が上昇する危険性があり，ラモトリギンに変更するか，VPA の催奇性を減弱させるとされる葉酸の服用を併用すべきであるとされています．

　ただし，出産後は母乳を介した VPA の乳児に対する影響は問題のないレベルだとされています．

　てんかん発作と思われる症状が，学校にいるときに限定されるなど特定の状況だけで認められる場合，それは本物のてんかんではなく，心因性てんかん（心因性非てんかん発作）あるいは偽けいれんと表現されますが，わかりやすくいうとヒステリー発作です．この場合，てんかん発作と精神発達障害をどちらも伴わないタイプ，精神発達障害を伴うタイプ，てんかん発作を伴うタイプの 3 種類があり，てんかん発作を伴うタイプはビデオ脳波モニタリング検査を行っても鑑別することが難しい症例もありますが，発作症状の内容と再現性を検討することで鑑別が可能なことも少なくありません．

　"子宮頸がんワクチンの後遺症でけいれん発作が生じた"という報道関係者が作成したという動画サイトに投稿した動画のほぼすべてが，てんかん発作と精神発達遅滞のどちらも伴わないタイプだったことは，てんかん診療に強い医師の間では有名ですね．偽けいれんをてんかんによるけいれんだと誤報をしておきながら，謝罪どころか訂正記事すら出さないメディアの無責任な体質には呆れました．本当にメディア人としての恥を知らないのでしょうね．

　なお，比較的新しい抗てんかん薬についても少し書いておきます．ガバペンチン（GBP）は，2〜3 日という短期間で増量して効果をみることが可能な薬剤ですが，眠気やふらつきが多く，難治性の部分発作には有効な例がありますが，腎機能が低下している症例

では副作用が出やすく，注意が必要です.

　ゾニサミドとトピラマートは，部分発作に適応がありますが，ゾニサミドは全般発作にも適応があります.海外ではトピラマートは全般発作にも使われており，わが国でも適応外使用されるケースはあります.どちらも難治性てんかんに有効な症例がありますが，眠気やふらつき，活気がでない，汗が出にくくなる，尿路結石が生じやすいという副作用があり，注意すべきです.トピラマートを小児に長期投与すると体重増加不良が起きることもあります.

　ラモトリギン（LTG）は，部分発作，強直間代発作，レノックス・ガストー症候群における全般発作，小児の定型欠神発作に適応があり，口腔内ですぐに溶ける錠剤なので幼児にも内服可能ですが，薬疹が出やすいという欠点があります.VPAと併用すると薬疹がさらに出やすくなるとされています.

　レベチラセタム（LEV）はすでにジェネリック医薬品も発売されていますが，部分発作と強直間代発作に適応があり，他剤と併用するほか，今では単剤使用も可能になっています.VPAに比べて，LTGとLEVは胎児への安全性がかなり高く，妊婦への投与が推奨されています.長期間にわたって治療が必要と考えられる思春期前後の女児のてんかん治療にはこれらの薬剤を考慮する医師も多く，妊娠する可能性がある患者や妊婦に対するてんかん治療はVPAを避け，単剤治療を行い，併用療法を行わざるを得ない場合は相互作用や作用機序の組み合わせに注意する必要があるとされています.

　葉酸は，VPAなどの抗けいれん薬の催奇形性を抑制する効果が期待されてはいますが，有効性を示す決定的なエビデンスは投与量を含めてないといえる状況です.妊娠の計画の有無にかかわらず，初経から閉経まで毎日5〜0.4 mg を与えるべきだなど，いろいろな

考え方があるようです．欧米では1日4〜5 mg の葉酸が投与されているようですが，それも決定的ではないようです．

　近年では，てんかん重積のような緊急時に使えるミダフレッサ®（てんかん重積時の第一選択薬）やブコラム® あるいはロラピタ®，ホストイン®（てんかん重積時の第二選択薬）なども登場し，治療上は便利になりました．

　なお，上記の基本は患者の年齢に関係なく共通です．しかし，脳梗塞後の高齢者の複雑部分発作に対して VPA，テグレトール® を処方していた不思議な迷医に出会ったことがあります．この2剤を併用しても部分発作には VPA は無効ですから，うまく治療できません．実際に発作が出てしまい，フェニトインを追加して歯肉が肥厚するという副作用が出ており，患者さんは見苦しい姿になったと悲しんでいました．「追加するならレベチラセタムにしておけばよかったのではないか？」と思った次第です．

　DQN な処方をする医師がいる病院には，事務系職員や看護師にも DQN な人がいることが少なくなく，恐いです．

熱性けいれんはダイアップ® 座薬
ガイドラインを知らず，どんな症例でも

症例

生後 1 歳 2 カ月の男児．午後 6 時過ぎに約 1 分間の左右対称性の強直性と思われるけいれんを生じ，両親とともに救急車で来院した．来院時には意識低下はなく，哺乳や飲水もいつも通りと母親が証言したが，39℃の発熱があり，熱性けいれんと診断した．インフルエンザ抗原迅速検査は陰性であった．

処方

アンヒバ® 坐剤（100 mg）1 回 1 個

ダイアップ® 坐剤（4 mg）1 回 1 個

37.5℃以上の発熱時　5 回分　1 日 2 回まで

DQN 解説

　アンヒバ® 坐剤の基剤は脂溶性であり，ダイアップ® 坐剤の基剤は水様性ですから，同時に肛門内に挿入すると水と油ですから反発しあって成分がうまく吸収されないかもしれないという話がダイアップ® 坐剤の発売当初にありました．実際に知らずに連続的に挿

入してしまったというお母さんのお話では，体温があまり下がらず
にお子さんの機嫌が妙によくなったそうです．解熱効果はあまり出
ずに，ダイアップ®坐剤の副作用である多幸症が出たようですね．
発熱を認めたときにけいれんを予防する目的でダイアップ®坐剤を
使うわけですから，もし使うなら熱性けいれんが起きる前にダイ
アップ®坐剤を挿入し，十分溶けて主成分であるジアゼパムが吸収
されてから，アンヒバ®坐剤などのアセトアミノフェン製剤を挿入
するほうが合目的的だと思われます．したがって，ダイアップ®坐
剤を挿入してから30分以上時間が経過してからアンヒバ®坐剤アセトアミノフェン製剤の座薬を挿入したほうがいいようです．ダイ
アップ®坐剤は1日1.0 mg/kgを超えないように注意し，1日1〜
2回まで投与してもよいことになっていますが，眠気やふらつき，
意識レベルの低下のほか，先の例のように多幸症となって楽しくは
しゃいでしまう子もいますので，それによる事故の発生を予防する
配慮が必要です．また，ダイアップ®坐剤は向精神薬の一つですか
ら，1回の処方は14日分以内とする処方日数の制限があります．
つまり，ダイアップ®坐剤は必要以上の長期使用は基本的に行うべ
きではなく，副作用の発現に注意を払うべき薬剤だという認識が必
要であり，"熱性けいれんという診断＝ダイアップ®坐剤を処方す
る"というパターン認識は控えるべきなのです．
　　熱性けいれんの発症年齢は生後6カ月〜6歳に多く，その発症率
はおよそ3.4〜9.3％と日本人は欧米人よりも頻度が高いとされお
り，家族性に認められるケースが多く，何らかの遺伝的な原因があ
るのではないか，と考えられています．
　　熱性けいれんでは，けいれん重積が生じる例は比較的まれであ
り，けいれんそのものに対する治療は多くの場合は不要です．熱性

けいれんの再発率は 50％以下であり，予防投与が必要になる例は 50％に達することはありません．つまり，「熱性けいれんならダイアップ® 坐剤を全例に処方する」というやり方は正しくはありません．

　熱性けいれんを生じた子どもの親たちは将来てんかんになるのではないかと心配しますが，90％以上の症例は，てんかんを発症することはありません．したがって，通常の場合は症例の約 9 割はダイアップ® 坐剤の処方を必要としません．純粋な熱性けいれんは，子どもの精神発達には何ら影響を与えることはなく，怖がる子どもに対する強引な検査やダイアップ® 坐剤に予防的治療を行う必要はありません．

　このことは，「熱性けいれん診療ガイドライン 2015」（日本小児神経学会監修，診断と治療社，2015）にも明記されています．

　ダイアップ® 坐剤による再発予防が必要になるのは，再発を繰り返す子どもで，基準として，

1）15 分以上持続する遷延性けいれんが生じた場合，または，

2）次のどれか 2 項目以上が当てはまる場合

　　Ａ）部分発作または 24 時間以内に反復する

　　Ｂ）熱性けいれんが生じる前から神経学的異常か発達遅滞がある場合

　　Ｃ）熱性けいれんまたはてんかんの家族歴がある場合

　　Ｄ）生後 12 カ月未満の発症

　　Ｅ）発熱後 1 時間未満でのけいれんの発症

　　Ｆ）体温 38℃未満でのけいれん

　1）または 2）を満たす場合にのみダイアップ® 坐剤による熱性けいれんの予防を行うことが基本です．

熱性けいれんはダイアップ® 座薬ガイドラインを知らず，どんな症例でも

これを無視してダイアップ®坐剤を処方してはいけません．ジアゼパムによる副作用を甘くみてはいけないのです．ガイドラインの存在すら知らずに，誰にでもワンパターン処方をすべきではありません．意外とベテラン医師にもこういうことをする先生がいますが，ベテランになってしまうといろいろなことで修正が難しくなるようですから，若いうちから薬剤の正しい使い方をマスターしておきましょう．まさしく，「鉄は熱いうちに打て！」ですね．

　蛇足ですが，頓用で処方するのに5回分ってなんでしょうね．1日2回までなので，私はよく6回分とか10回分とか処方します．というのもオニマツさんに叱られる[1]からです（笑）．

📖文献

1）國松淳和：オニマツ現る！　ぶった斬りダメ処方せん．金原出版，2021，
　　p5

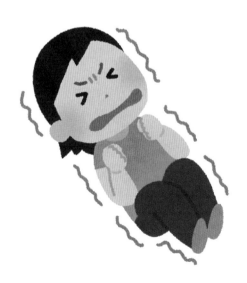

実在しない咳止めテープ
気管支拡張剤は末梢性鎮咳薬ではない

症例

1週間前に2日間の発熱があった3歳6カ月の男児．解熱後から鼻汁が出始め，5日目から咳嗽が出現し，夜間の咳嗽で不眠となったため，耳鼻咽喉科を受診して投薬を受けたが咳嗽が改善しないため，その翌日に当院小児科を受診した．耳鼻咽喉科では急性副鼻腔炎と診断された，とのこと．

処方

1) クラリス® DS　150 mg

　　ムコソルバン® DS　15 mg　分2（朝夕・食後）5日分

2) メジコン® シロップ　8 mL　分2（朝夕・食後）5日分

3) ホクナリン® テープ（1 mg）1回1枚（頓用1日1回5回分）

DQN 解説

　3歳6カ月ですから，すでに副鼻腔の形成はできているでしょうし，経過からも上気道炎の部分症状として発症した急性副鼻腔炎であると考えても矛盾はないと思われます．しかし，小児の急性副鼻

腔炎は抗生剤を処方しなくても治癒する例が多く，抗生剤を使う場合でもマクロライド系抗生剤がよいという十分なエビデンスはありません．ムコソルバン® は副鼻腔炎に保険適用が認められており，"ある程度は有効である"という可能性を否定できるほど十分なエビデンスもありませんから，使ってもよさそうです．しかし，メジコン® はデキストロメトルファン臭化水素酸塩製剤であり，この薬剤の鎮咳効果は小児への処方に関しては，欧米では疑問視されているそうです（アメリカ小児科学会，Pediatrics 99：918-920, 1997）．

　わが国には有効であると主張するデータもありますが，それはこの製剤を使った場合と使わなかった場合の保護者の主観による咳止め効果を単純比較しているだけで，プラセボによる対照データは考慮されておらず，十分なデータだとは言い難いものしかありませんので，ここではあえて紹介はしません．

　ツロブテロール貼付剤であるホクナリン® テープは気管支拡張剤であり，気管支を拡張させて呼吸をしやすくするための薬剤であって，気管支にアレルギー性炎症による病変がある気管支喘息，あるいは，気管支に感染性炎症がある気管支炎にしか効果は期待できず，急性副鼻腔炎やその関連疾患である上気道炎に対する症状改善効果や鎮咳効果はまったくありません．つまり，この薬剤は末梢性鎮咳薬ではないのです．

　それにもかかわらず，いまだに一部の医学書には過去に権威とされていた大先生の既述をそのまま継承し，末梢性鎮咳薬として気管支拡張剤が並んでいるという不思議な書籍が残存しており，その活字を無批判に信じ，「咳がひどいときにはりなさい」と患者やその家族に指示する迷医たちがいます．そういった医学書の多くは，出版社の編集部員が編集した原稿を元に印刷しているだけ，監修者とし

て名前を連ねている先生方の執筆ではないと思われます．そういう本はよく考えて診療に活用すべきでしょう．それをしないで文字通りに処方する医師が少なくないのでしょう．

　そのため，インターネットでは「咳止めテープ　効かない」という"実在しない咳止めテープ"について，いまだに検索をしている人々が少なくありません．こういう検索をする人々は医療に対する不信感や薬剤の効果を実感できないことに不安を感じているのだと思われます．

　つまり，気管支拡張剤が鎮咳薬であるという説明に疑問をもち，それをきっかけに医療不信に陥る可能性がある人々が少なくないということです．

　これは薬剤が悪いのではなく，DQN な処方をする医師の責任です．

　平成 26〜27 年頃に医師会関係の医学雑誌に「鎮咳薬として貼付型気管支拡張剤を処方するという誤り（愚行）をこれ以上続けるべきでない」と提言を書かれた北陸地方でご活躍されている小児科のベテラン開業医さんもいらっしゃったと記憶しています．

　残念ながら，私はその雑誌の巻数や号数や掲載ページ数を記録していなかったので，きちんと紹介できませんが，ご存じの先生方は少なくないはずです．令和になっても各地でそのような DQN 処方を見かけます．

　どの診療科にも，伝説に過ぎない気管支拡張剤が末梢性鎮咳作用をもつというエビデンスがない話を信じている医師がいるようなのです．医師会会員の先生方なら，先の提言は多くの方が一度は読まれたはずなのですが…．

　ツロブテロール貼付剤が，理由はともかくよく売れた影響らしく，後発品が多数の製薬会社から出ており，先発品を基準にして生物学的同等性が確認できたという論文[1]もあります．

　しかし，多くの医師が後発品に変更したら喘息発作が悪化したなど問題があった症例を経験していることが報告されています[2]．

　先発品であるホクナリン® テープは，添付文書によると成人では貼付後 11.8 時間後に最高血中濃度に達し，その後は徐々に減少し，半減期は 5.9 時間であり，小児では貼付後に 14 時間で達すると記載されています．

　それに対して，後発品はより短時間に最高血中濃度に達し，より早く減少することが各製剤の添付文書のデータから理解できます[1]．

　この理由を，日本アレルギー学会は「貼付剤は後発品が使用可能であるが，薬物貯留システムの違いから皮膚の状況によっては先発品とは経皮吸収速度が異なる」と表現しています[3~5]．

　これはとてもマイルドな表現ですが，実際の臨床現場では後発品が 24 時間喘息発作を抑制し切れず，喘息の症状が製剤の銘柄切り替えに伴ってしばしば悪化するので，薬価が安いという理由で銘柄を切り替えることを推奨してはいません．

　実のところ，後発品によっては経皮吸収速度が著しく異なるという報告[6]もあるのです．つまり，主成分が同じでも薬物動態には大きな違いがあるというわけですね．

　また，皮膚の角質層が傷ついたり，乾燥していたりするアトピー性皮膚炎がある患者や高齢者では，皮膚に障害が起こりやすいだけではなく，どの製剤でも吸収速度が上昇し，血中濃度がピーク値からより早く減少する可能性があるため，血中濃度の変化に伴った喘息発作や副作用を生じやすいと思われます．

　また，ツロブテロールの貼付剤の使用は小児喘息診療ガイドライン

でも短期的な使用は認められていますが，長期的な使用は推奨されていません．それでも 1〜2 歳の子どもに半年〜1 年半あるいはそれ以上の長期投与をしている例をしばしば見かけます．そういう医師の年齢は老若さまざまであり，高齢になると不勉強になるとは限らず，個人の資質の問題だと思う次第です．

　さらに付け加えると，3 歳未満の気管支喘息の診断は慎重に行うべきだという意見もありますよね？　本当の気管支喘息なのか，症状が似ているが別の疾患である場合との鑑別が難しい症例があるのは事実ですからね．

　また，ツロブテロールテープは低カリウム血症を生じることがあり，国内で 3 歳女児に咳が出るという理由で就寝前に家族がホクナリン® テープを貼付し，朝になって家族が起床するとその女児が死亡していた事例があり，その例では救急搬送先で血清カリウム値は測定されていなかったようですが，私が同僚と上海で経験した 4 歳女児の同様の事例では，心肺停止で搬送されてきて蘇生処置をしていったんは安定したかに思えたときの検査で血清カリウム値が 1.9 mEq/dL と低下しており，カリウム補正を開始する準備をしている最中に 2 度目の心停止が生じて死亡した症例を経験しました．どちらも製造・発売元の製薬会社には報告されていないと思います．

　ちなみに，中国ではわが国の医療機器会社の名前でホクナリン® テープが輸入・販売されたのが最初でした．

📖文献

1) 武藤正樹，緒方宏泰：ジェネリック医薬品の生物学的同等性試験データ情報集．ジェネリック研究 3：172-214，2009
2) 泉　太郎，堀　里子，佐藤宏樹，他：ツロブテロールテープ製剤の銘柄間切り替えに伴う喘息症状，副作用，製剤使用感の変化に関する実態調査．薬学雑誌 132 (5)：617-627，2012
3) 日本アレルギー学会（監）：喘息予防・管理ハンドブック［成人編］．協和企画，2016，p78
4) 荒川浩一，他（監）：小児気管支喘息治療・管理ガイドライン 2017．協和企画，2017，p123

5) 日本アレルギー学会：アレルギー総合ガイドライン 2019. 協和企画, 2019, p66
6) Yoshihara S, Fukuda H, Abe T, et al：Comparative study of skin permeation profiles between brand and generic tulobuterol patches. Biol Pharm Bull 33（10）：1763-1765, 2010

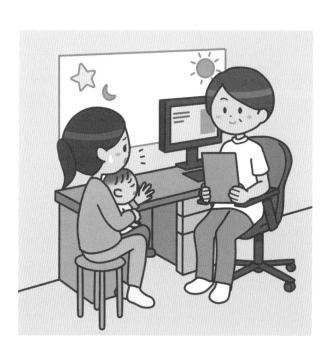

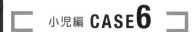

小児編 CASE**6**

不思議な吸入療法
喘息の合併がない肺炎に
抗アレルギー薬吸入

症例

6歳の女児で，肺炎球菌性肺炎で入院中，痰が絡む咳が多いと母親が心配しているが，気管支喘息や他のアレルギー疾患の既往歴も家族歴もなく，ビクシリン®S 0.5 g 1日3回の点滴静注で入院3日目に解熱し活気がある．5日間の投与でビクシリン®Sの投与は中止された．

処方

1) メジコン® 錠　15 mg　2錠　分2（朝夕・食後）
2) ムコソルバン® 小児用　15 mg/g　1.5 g　分3（毎食後）
3) メプチン® 吸入液　0.25 mL
　　ビソルボン® 吸入液　1.0 mL
　　インタール吸入液1A　1日2回ネブライザー吸入

DQN 解説

　起炎菌が肺炎球菌だということで，ペニシリン系抗生剤で治療を行うことは，いわば治療の王道だといえるでしょうね．3日目で解

熱して活気があるということからも，適切な治療が行われたと考え
てよいでしょう．

　痰が絡む咳をしているという理由で去痰薬や鎮咳薬が処方されて
いますが，効果のほどはともかく，積極的にその処方を否定する必
要はなさそうです．もっとも，私なら子どもにメジコン® は処方し
ませんが，アスベリン® も処方しません．その理由は有効性に関す
るエビデンスがないからです．

　吸入は，気管支拡張薬と去痰薬が処方されています．喀痰の粘性
を低下させて気管支を拡張し，痰を出しやすくするという発想であ
り，合目的であると思われ，過剰投与にならなければ問題はなさそ
うです．

　しかし，ビソルボン® は通常は生理食塩水を加えて吸入する薬剤
であるはずですが，この処方には生理食塩水ではなく，抗アレル
ギー薬であるインタール® 吸入液が加えられています．しかし，こ
の患者には気管支喘息の既往も家族歴もなく，他のアレルギー疾患
もありません．どうやら急性肺炎に気管支喘息発作を合併している
患者の治療を行っている他の医師の処方を単純に模倣し，インター
ル® 吸入液をアレベール® 溶解液のような他の薬剤の溶剤だと誤解
していたのかもしれません．こういう間違った使い方をしていた本
当の理由は不明ですが，まったくの愚行だとしか思えません．イン
タール® 吸入液そのものが，アレルギー反応を引き起こして副作用
が生じることもあり得るのですが，処方した医師はそんなことがあ
るとは夢にも思っていなかったようです．

　マイコプラズマ肺炎が気管支の過敏性を高めて気管支喘息発症に
関与しているのではないか，という過去にあった推論と肺炎球菌を
混同していたのかもしれませんが，マイコプラズマ肺炎の治療にお

けるインタール®吸入液投与が喘息の発症を予防するというエビデンスはどこにもありません．すでに起きている気管支喘息に対する喘息発作の予防法として使うというなら文句はありませんが，この患者に対する吸入は，謎処方そのものです．

　私は最初，北海道の病院でこの処方を偶然に見かけたのですが，その後は関西地方でも複数の医療機関の内科や小児科で見かけました．いずれのケースもカルテの病名欄には気管支喘息という病名の記載はありませんでしたから，保険請求をする医事課のスタッフがレセプトに気管支喘息という病名を処方した医師には黙って追加記入していたようです．しかし，それはある種の違法行為ですよね．有印私文書偽造・同行使による保険医療費の詐取です．

　詳細は後述しますが，上気道炎の鼻水対策に抗アレルギー薬を処方して，アレルギー性鼻炎という病名を記入することも同じです．

　はっきり言って支払基金や保険者に対する詐欺ですね．もちろん，患者やその家族をだます行為だといえるでしょう．

　事実と異なるレセプトの作成と提出は，有印私文書偽造および同行使に該当する犯罪であり，レセプトの支払いのために電子システムを使ってデータ処理されていれば，裁判所で不正電磁記録させた罪が追加認定される可能性があります．

不思議な吸入療法
喘息の合併がない肺炎に抗アレルギー薬吸入

風邪に効く薬は実在しない
抗生剤は国が適正使用を保険点数で誘導

症 例

5 カ月の男児で，発熱にて3日前に受診した他院で感冒との診断で投薬を受けたが，昨日から水様便が頻回に出て，便が赤みを帯びた点状の血液のようなものが混じっているのを認めたため，当院小児科を受診した．

処 方

1）セフゾン® 細粒　40 mg　分2（朝夕食後）
2）アリメジン® シロップ　2 mL
　　ムコダイン® シロップ　2 mL
　　アスベリン® シロップ　3 mL　分2（朝夕食後）
3）アンヒバ®（50 mg）1 個頓用（38℃以上の発熱時）5 回分

DQN 解説

　診察の結果，ウイルス感染による上気道炎，つまり普通感冒であると考えられ，抗生剤は不要であると判断しました．セフゾン® 細粒は広域経口抗生剤であるセファジニル製剤であり，すでにコラム

で書いたように尿が赤みを帯びることがある場合や胃酸過多傾向にある幼若乳児の便に血便のような排泄物が混じったりする場合があり得るという話が知られています．便に赤みを帯びた点状のものが混じって血便に見えることがあるという情報は，セフゾン® 細粒小児用が発売された当初にメーカーの MR さんが小さな「患者説明用用紙」を配布して医師に説明するために医療機関を回ったことがあり，私はそのときにこの情報を知りました．その用紙はセフゾン® 小児用細粒のピンク色ではなく，緑色だったことまで記憶にあります．

　この症例の乳児に血便が混じるようにみえた水様便が認められたのは，この薬剤が原因だと思われます．また，軽度の鼻水や咳嗽を認めましたが，基本的に風邪の症状に対する薬物療法は不要であり[1,2]，下痢をなんとかしてほしいという保護者の要望には風邪症状に対する家庭での対処方法とともに下痢についても説明を丁寧に行い，3 日程度の整腸剤（ビオスリー® 配合散 1.2 g 分 3　母親の食後で哺乳前）を処方し，オムツかぶれを予防するためのスキンケアを指導しました．

　感冒に対する抗生剤の処方は腸内細菌叢を乱して下痢や嘔吐などの消化器症状を引き起こすことがあっても，有用性はありません．しかし，いまだに細菌感染症を予防するという伝説を信奉している医師が残存しており，エビデンスがないにもかかわらず[3]，その実在しない有用性を強調する医師がときとして出現します．そのためかどうかは定かではありませんが，わが国では抗生剤の適正使用を推進するという大義名分による保険点数を付与することで，抗生剤の不要な処方を抑制しようとする政策がとられています．

　確かに約 30 年前には，大学病院でも上気道炎に抗生剤を処方し

ていたことがあり、いまだに処方している医師がいます。そのため、「上気道炎に抗生剤が効くと信じ込んでいる患者がいるのには驚くしかなった」と医師を対象にした医療情報サイトに医師の書き込みがしばしばありますが、実はその原因は過去の医師やいまだに過去から進歩していない医師の責任であり、患者のことを驚くよりは、処方する医師がいるという問題に驚き、警戒すべきだと思います。

アリメジン® やペリアクチン® のような第1世代の抗ヒスタミン薬は眠気を起こしやすいだけでなく、小児ではけいれん閾値を下げ、鼻閉を増悪させるなどの副作用が問題となり、成人でも抗コリン作用による前立腺肥大や緑内障の悪化などの副作用が生じます。抗ヒスタミン薬や抗アレルギー薬は、多飲がないか、あるいは多飲傾向に乏しい口渇感が持続するという副作用もあります。口渇感を呈する可能性がある薬剤は抗うつ薬や抗不安薬、抗精神病薬あるいはパーキンソン病治療薬やストラテラ® やコンサータ® などがあります[5]。

鼻閉に対して WHO は生理食塩水の点鼻を推奨[1]しています。2歳以上の小児ではカルボシステイン（ムコダイン®）やアセチルシステインが鼻閉や咳のある程度の軽減が可能であるという効果が認められてはいますが、2歳未満ではその有効性に関するエビデンスは示されてはいません[4]。

また普通感冒や新型コロナウイルス感染症（COVID-19）の鼻汁には第1世代の抗ヒスタミン薬がもつ抗コリン作用が効果を示すのですが、抗コリン作用がない第2世代の抗ヒスタミン薬、つまりフェキソフェナジンなどの抗アレルギー薬は効果がなく、効果がない薬剤を処方するのは保険適用もなく、適正な医療行為とはいえません。

　医薬品の保険適応を受けるために，アレルギー性鼻炎などの実際には当該の患者にない病名を保険病名としてつけるような恥ずかしいことは医師としての倫理に反します．しかも，既述のように違法行為です．

　それを某病院で元某大学の小児科教授だった先生がされていたのに偶然気づいて，絶句した経験があります．その大学を「馬鹿医大」と私の後輩が呼んでいた理由がわかった気がしました．内科でも同じことが行われていましたので，私はその病院でのバイトは辞めさせていただきました．

　しかし，実際は馬鹿医大という表現も偏見であり，某有名国立大学大学院の先生がそういう処方を推奨し，違法な保険請求を推奨するような本の著者だった例もありますから，大学の名前で優劣をつけるのは間違いでしょうね．

　ちなみに，アレルギー性鼻炎にも普通感冒や COVID-19 の鼻水にも，それを軽減する効果があるのは小青竜湯のような漢方薬[1]ですが，苦くて飲みにくいと感じる患者が少なくない点が残念ですね．それに，COVID-19 の鼻水に対する抑制効果については，十分なエビデンスは蓄積されていません．

　また，咳嗽に対して抑制効果が十分あるというエビデンスが示されている薬剤も実在しないというのが，現状です[1,2]．

　アスベリン®（チペピジン）には，去痰作用があるという記載[6]がありますが，実際には十分なエビデンスはありません．

　アスベリン® とメジコン®（デキストロメトルファン）は，いずれも非麻薬性中枢性鎮咳薬であり，延髄咳中枢を直接抑制することで咳反射を抑制することが作用機序であるとされています．

　成人は，鼻水をかむことができ，喉に力を入れて痰を出すことが

できますが，小児，特に乳幼児は鼻水をかむことも痰を出すことも
できません．むしろ，鼻水を吸い込んで喉や気管の中で鼻水と痰が
混ざって，咳がひどくなりやすい傾向にあると考えられます．その
ため，"寝入りばなに咳がひどくなる"という小児は，入眠時に固
まっていた鼻水が溶け出して喉に流れ込んでしまうケースが多い傾
向があります．つまり，咳は痰あるいは鼻水と交じり合って量が増
えた痰を体外に出す目的で出るわけです．

　保護者が子どもの咳がひどいことを心配して診察室に子どもを連
れてきた場合，非麻薬性だからという理由でアスベリン® とメジコ
ン® などの鎮咳薬をムコダイン®（カルボシステイン）などと併用す
る医師がいます．

　しかし，アスベリン® の去痰作用は強くなく，カルボシステイン
は中耳炎予防の効果についてはある程度のエビデンスはあります
が，去痰作用に関しては十分なエビデンスはありません．そこへ複
数の中枢性鎮咳薬を処方しても咳の原因である痰や鼻水混じり痰が
取れないわけですから，咳は出ます．しかも，複数の咳止めを処方
されているのにもかかわらず，咳が出るとなると保護者の不安や心
配はますます大きくなります．その結果，複数の医療機関をさまよ
い歩く親子が量産されます．薬剤をいろいろ処方するという物量作
戦は役には立たないのです．

　こういう DQN 処方は，聴診器で小児の呼吸音をきちんと聞くこ
とがない，聴診器をあてたとしても聴診を適切に実施できない医師
が行うことが少なくありません．それでいて「○○□□の専門医で
あり，専門医しか採用しない」などとやってくれている例が少なく
ありません．まさに，名ばかり専門医さんです．そういう医療機関
で処方された薬をすべて中止して，咳や鼻水について十分な説明を

保護者に行って経過観察を続けたら咳も鼻水も改善した，という症例は少なくありません．

　以上から理解できることは，感冒に有効であるという十分なエビデンスがある薬剤は，残念ながら現時点では存在しないということです．それにもかかわらず，「効いたよね，風邪には早めの○○○○」などというテレビCMや「新型コロナウイルス感染症に風邪薬が使われるわけ」などという報道を見かける現状は，なんとももどかしい感覚をもたざるを得ません．少なくとも美人女優や美少女子役が出演しているという理由で怪しいCMにだまされることはないようにしたいものです．これって製薬会社の企業倫理の問題でしょうか？

　関西のある市の休日急患診療所に勤務していたとき，「風邪だと診断されたら，いつも同じ薬をもらう」という子どもが受診してきました．処方されたのは，「セフゾン® 細粒小児用，アスベリン®，ムコソルバン®，メプチン® の各シロップ剤」でした．同じ医師に喘息として治療されている 2 歳児は上気道炎にもオノン® DS とホクナリン® テープでした．でも喘鳴もなく，咽頭発赤があり，急性中耳炎に伴う発熱がありました．別の子の母親によると，その医師はその市で一番人気がある開業医だそうで，私は呆れるしかありませんでした．あんまり批判すると母親たちからその医師に伝わって医師会や診療所に伝わって文句を言われたり，せっかくのアルバイトを解雇されたりするリスクもありますが（注 1），私は別の開業医さんの優秀さを保護者に宣伝することも含めて言いたいことはストレートに言っておきました．私は馬鹿がつくほどの正直者ですから（笑）．

注 1) 実際，某公立病院で某大学病院の医師がした DQN 処方に呆れた
ところ，その医師の関係者である別の医師がその病院の院長に対
して抗議する体裁で人事に関して脅迫するような言動をし，それ
を知った事務長が震え上がって，私はその病院のアルバイトを解
雇された経験があります．おかげで，なおさらこの本を書こうと
いう気持ちになったわけです．もっとも，その病院は数年後に厚
生労働省が将来は廃止を検討すべき病院のリストに加えられたと
いう話を聞きましたが…．

　患者やその家族に正しい医学的情報を伝えて，適切な自宅療養方
法を指導することは医師として行うべき当然の責務であり，常に自
分の知識を更新してその時々の正しい医療を実践するのは当然のこ
とです．それをせずに「悪意のある批判をされた，難癖をつけられ
た」と憤慨するだけで，学習も反省もしないようでは，医師として
も人としても，その資質に問題があるのではないでしょうか？　ま
して脅迫まがいの言動をするとは，なんでしょう？
　私は正直者ですから，つい本音が…（笑）
　まったくの蛇足で恐縮ですが，過呼吸がある子どもに「適応障害」
という病名をつけて「人工呼吸 7 分間」という保険請求をして査定
を受けたという不思議な小児科医もいました．保険適用を受けるほ
うが，どうかしていますよね？
　薬と処置の違いというだけで，本質的には大差ありませんね．

📖文献
1) 橋本　浩：かぜ診療の基本．中外医学社，2017
2) 西村龍夫：子どもの風邪　新しい風邪診療を目指して．南山堂，2015
3) 西村龍夫：小児プライマリーケアにおける抗菌薬の適正使用について―プ
ライマリーケアの治療を考え直そう―．日本小児科学会雑誌 114（9）：

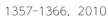

1357-1366, 2010
4) Chalumeau M, Duijvestijm YC：Acetylcysteine and carbocysteine for acute upper and lower respiratory tract infections in paediatric patients without chronic broncho-pulmonary disease. Cochrane Database Syst Rev 5：CD003124, 2013
5) 國松淳和：病名がなくてもできること．中外医学社，2017，p38
6) 医薬情報研究所（編）：ドラッグノート 2022．じほう，2021，p13

風邪に効く薬は実在しない
抗生剤は国が適正使用を保険点数で誘導

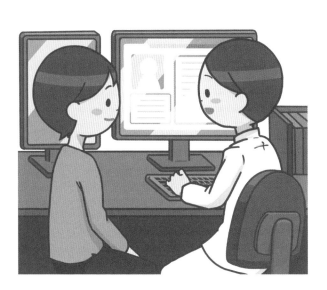

　アメリカ小児科学会の勧告[1]によると小児の咳に対して有効であると断定できる十分なエビデンスがある鎮咳薬はほぼなく，むしろ小児に鎮咳薬を投与すると副作用が発現しやすいという危険性があり，小児に対する鎮咳薬の投与は好ましくないとされているようです．

　その一方で，いくつかの報告[2~4]をみるとハチミツが鎮咳作用をもつというエビデンスが示されており，WHO が鎮咳薬として認めています．ハチミツは乳児ボツリヌス症の原因になりますから，もちろん1歳未満の赤ちゃんには禁忌です．

　ハチミツに鎮咳薬として作用する成分が含まれているのかと思いきや，そんな成分はないそうです．甘さが咳の閾値を下げると推測できるという報告[5,6]があります．ハチミツの種類や投与量を変えてもほぼ同じ効果が得られるだけに，鎮咳作用をもつ特定の成分の存在は考えにくいですね．

　わが国でも大阪府の小児科開業医である西村龍夫先生が中心となって外来小児科学会のメンバーが共同研究を行った報告（https://onlinelibrary.wiley.com/doi/10.1111/apa.16509）があります[7]．ハチミツとハチミツそっくりな粘稠度と味と食感があるシロップをつくって二重盲検試験を行った結果，ハチミツとシロップの間には鎮咳作用についての効果に有意差はなく，どちらも小児の咳を軽快させることが確認されました．

　このハチミツそっくりな性状のシロップなら1歳未満の子どもにも問題なく投与できそうですから，商品化される可能性もありそうです．

　しかし，この研究の中心的な役割を果たしてくれた小児科医の西村先生は「風邪の咳を単純に止めることを考えるのではなく，咳でよく眠れない子どもにも何ができるかを医師が母親などの保護者と一緒に考えることが大切であり，ハチミツはそのきっかけになるツールとして有効です」と語っておられます[8]．

咳こんで苦しんでいるときに母親がしてくれる処置は子どもにとって母親の愛情として記憶に残り，親子関係を良好にする愛着形成に役立つと考える向きもあるようですが，まさしくその通りではないでしょうか？

ちなみにハチミツの投与量は1〜3歳には1回3g，4歳以上には1回6gで，咽頭痛が強いときや咳がよく出るときに頓用として与えるといいようです．ハチミツにそっくりなシロップも同様の使い方ができるそうです．

このシロップが商品化されることを私は，期待しています．

📖文献

1) Use of codeine- and dextromethorphan-containing cough remedies in children. American Academy of Pediatrics. Committee on Drugs. Pediatrics 99 (6)：918-920, 1997
2) Paul IM, Beiler J, McMonagle A, et al：Effect of honey, dextromethorphan, and no treatment on nocturnal cough and sleep quality for coughing children and their parents. Arch Pediatr Adolesc Med 161 (12)：1140-1146, 2007
3) Cohen HA, Rosen J, Kristal H, et al：Effect of honey on nocturnal cough and sleep quality：a double-blind, randomized, placebo-controlled study. Pediatrics 130 (3)：465-471, 2012
4) Oduowole O, Udoh EE, Oyo-Ita A, et al：Honey for acute cough in children. Cochrane Database Syst Rev 4 (4)：CD007094, 2018
5) Eccles R：Mechanisms of the placebo effect of sweet cough syrups. Respir Physiol Neurobiol 152 (3)：340-348, 2006
6) Wise PM, Breslin PAS, Dalton P：Sweet taste and menthol increase cough reflex thresholds. Pulm Pharmacol Ther 25(3)：236-241, 2012
7) Nishimura T, Muta H, Hosaka T, et al：Multicentre, randomised study found that honey had no pharmacological effect on nocturnal coughs and sleep quality at 1-5years of age：Acta Paediatr 111 (11)：2157-2164, 2022
8) 私信（西村龍夫医師からのメール）

海外でも使われているアスベリン®

　私は，咳止めは成人には比較的エビデンスがあるとされているメジコン® をときには使いますが，小児にはメジコン® は，わが国でよく使われている純日本開発製品であるアスベリン® と同様にほとんど処方しません．なぜなら，小児に対する咳止めとしての効果があるという十分なエビデンスが見当たらないからです．エビデンスとして出されているデータは，投与群と非投与群の咳の変化を単純比較したものばかりで，プラセボや他の要因を十分に加味したデータはなく，今日の医学的水準では十分なエビデンスデータが集積・検討されているとは言い難いものばかりです．しかも，小児に対して有効性と安全性が担保できる薬剤はないのが現状であり，メジコン® も含めて小児には適切な鎮咳薬はないという報告もあります[1]．また，既述の西村龍夫医師によると「アスベリン® のような鎮咳薬を処方すると保護者がその効果を期待して咳に敏感になり，"咳が止まらなくてどうしよう！効かないじゃないか！"という過剰反応を起こしてしまう例もあり，良好な医師・患者関係の確立にも好ましくない」ということが少なくないそうです．

　実際，ネットでも「アスベリン　咳止め　効かない」という検索が多く行われている現状を考えても西村先生のお話には頷けます．

　このアスベリン® という薬剤が，英語圏やドイツ語圏あるいはフランス語圏では発売されていないようですが，スペイン語圏やポルトガル語圏あるいは中国語圏では数十年前から発売されています．

　特に中国では，1993 年 10 月に設立された日系企業である天津田辺製薬有限公司をはじめ 16 社がアスベリン® とその後発品を替培定® などの中国語商品名で製造・販売しています．

　しかも中国では天津田辺製薬の製品は後発品です．ただし，中国では結核や気管支炎あるいは肺炎による咳に対して処方を考慮してもよいという考え方が一般的な小児臨床薬理学書[2]に記載されており，感

冒にはあまり処方されないようです.

　その影響もあってかどうかは不明ですが，本書の執筆時点では，田辺製薬のホームページのアスベリン® に関する資料には「海外では未発売」という古い資料が掲載されており，それを鵜呑みにしているらしく，「海外では未使用で臨床データがない」と本や雑誌に書いてしまっている医師が少なくないようです．中国語やスペイン語あるいはポルトガル語でネット検索する医師はほぼいないでしょうから，仕方がないでしょうね．

　医師ですらこうなのですから，一般の人々が医学的誤情報を鵜呑みにしてしまいやすいのは，無理もないことかもしれませんね．ネットでも「咳止め　○○○　効かない」といろいろな薬剤について検索をしている人々が少なくないのが現実です．もちろん，「鼻水止め　○○○　効かない」という検索をする人も少なくありません．

　外国のことは，その国に出かけて行ってその国の言語で地元の人と直接話をしないとわからないことも少なくないのですから，なおさらのことだといえるかもしれません．ちなみに，私は中国で数年間臨床医として働いた経験があり，中国語で診療可能な医師の一人です．

📖文献

1) Use of codeine and dextromethorphan-containing cough remedies in children. American Academy of Pediatrics. Committee on Drugs. Pediatrics 99 : 918-920, 1997
2) 张爱知, 其他（编）: 实用儿科药物手册. 上海科学技术出版社, 2006, pp116-117

下痢にロペミン® 一点張り
原因がわかる前に出さないほうがよい

症 例

4歳の男児. 3日前から発熱, 腹痛, 下痢, 嘔吐があり, 検査で
は WBC 10,500/μL, CRP 3.0 mg/dL と炎症所見を認めた.
　食欲がなく脱水傾向があるという理由で入院となった. 下痢がひ
どいという母親の訴えに対し, ロペミン® 小児用 DS が処方され,
2日後の朝には硬便が認められたが, 腹痛が増悪し, 嘔吐も数回認
めた.
　同日の血液検査にて WBC 13,500/μL で好中球 11,000/μL,
stb. 78%, seg. 22%と核の左方移動を認め, 超音波技師が不在で
あったため超音波検査は行われず, 緊急腹部 CT 検査にて急性虫垂
炎と診断された.
　小児外科にて開腹手術を行い, 治癒に至った. 切除された虫垂は
長さ5 cm, 外径3〜10 mm と腫大し, 内部に糞石を含み, 組織学
的には蜂窩織炎であった. 幸いにも腹膜炎は合併していなかった.

処 方

ロペミン® 小児用 DS　4.5 mg　分2（朝夕の食後）

　発熱があり，下痢や腹痛，嘔気があるわけですから，感染性胃腸炎がまず疑われるべき症例です．ロペミン® 小児用は，2 歳未満の児には原則禁忌（新生児や生後 6 カ月未満は禁忌）ですが，2 歳以上であっても治療期間の延長や重症化の原因になり得るという理由で，細菌性胃腸炎を含む感染性下痢症には原則禁忌とされています．このケースでも症状が悪化しました．病原性大腸菌性腸炎などによる出血性胃腸炎が疑われる場合には絶対的禁忌ですね．

　急性虫垂炎は確定的な原因は判明していませんが，虫垂のねじれ，あるいは，糞石や異物による局所の圧迫が関与する循環不全に大腸菌などの細菌感染が加わって虫垂の粘膜に炎症が生じるカタル性炎症が進展して蜂窩織炎を生じたものが急性虫垂炎であり，虫垂が穿孔して腹膜炎を引き起こすこともある虫垂の強い局所性炎症であり，特殊な感染性結腸炎の一種だと考えることができます．この症例では，ロペミン® 小児用によって腹痛の悪化や嘔吐の再出現が助長された可能性は否定できません．

　急性虫垂炎も発熱，下痢，腹痛，嘔吐など感染性胃腸炎や感冒性胃腸症と同じ症状を呈することが少なくありませんから，下痢がひどいというだけでロペミン® を処方してしまうことは，危険であるということは容易に推測できると思います．

　腸管内に病原体がより長期間に存在することは感染性胃腸炎や感染性下痢症を悪化させ，長期化する原因になることが考えられていますが，出血性胃腸炎で止痢薬を使うと溶血性尿毒症症候群の発生率が高くなることからも，安易な処方は禁物であることは間違いないでしょう．

「咳があるから，咳止めを処方する」とか「下痢があるから，下痢止めを処方する」という単純な発想をしていては，現代医学の世界ではプロとはいえないということですね.

実は，下痢は年齢にかかわらず，その原因となっている病態が改善すればロペミン®などの下痢を止めることだけを目的とする薬剤を投与しなくても，自然に治まります.病態によって，あるいは，消化管の回復力の個人差によって下痢が続く期間は異なりますが，薬剤で強引に下痢を止めて便秘にしてしまったり，腹痛を増悪させてしまったりしては，本末転倒です.食事や水分補給を含めた下痢に対する説明や家庭看護・養生に関する指導を行うほうが有用です.

なお，抗生剤や抗菌薬の適応となる感染性胃腸炎は，文献1）によると

・合併症を伴うサルモネラ感染症

・発症から4日以内のカンピロバクター腸炎

・赤痢

・中等症以上の旅行者下痢症

・重症大腸型下痢症

・基礎疾患がある高齢者や免疫不全患者の下痢症

であるとされています.

📖文献
1) Guerrant RL, Gilder TV, Steiner TS, et al : Practice guidelines for the management of infectious diarrhea. Clin Infect Dis 32 (3)： 331-351, 2001

溶連菌にセフェム系抗生剤？
アモキシシリン耐性株は
現時点では存在せず

症 例

8歳の男児で，発熱と咽頭痛を主訴に近医を受診し，迅速検査で溶連菌感染症と診断された．処方された5日分の薬剤をすべて服用し，解熱したものの，発疹と咽頭痛が持続するために某休日診療所を受診した．

処 方

1) セフゾン®細粒小児用　100 mg 分2（朝夕・食後）　5日分
2) トランサミン®（250 mg）3C 分3（毎食後）　5日分

DQN 解 説

　溶連菌感染症は，まぎれもなく細菌感染症であり，抗生剤を投与する必要がある疾患です．溶連菌はアモキシシリン（AMPC）などのペニシリン系抗生剤に対して，昔も今も世界中のすべての菌株が感受性をもっており，耐性菌の報告はありません．医学雑誌には20〜30年以上前から溶連菌感染症に対するセフェム系やマクロライド系の抗生剤に対する効果や耐性菌に関する論文が発表されては

いますが，それはあくまでも臨床細菌感染症学的な実験データに過ぎず，実地臨床のための研究報告ではありません．実際にはアモキシシリン製剤(サワシリン®，パセトシン®あるいはワイドシリン®，アモリン®など)を10日程度処方すれば完治します．実際には，多くの症例が1〜2日で解熱しますから，治療期間は5日程度で十分だろうと誤解しているのではないかと思われるような医師も散見されます．溶連菌感染症は再発も多く，10日程度の治療期間を要するとされています．この症例のお子さんの保護者にその説明を行い，休日診療所の規定に沿った日数分のサワシリン®の処方を行い，継続受診のために診療情報提供書を母親が希望される医療機関宛に作成しました．

　なお，昔は溶連菌感染後急性糸球体腎炎の発症が多かったので，治療終了から約2週間後に再診してもらって尿沈渣を含む検尿をするのが一般的でしたが，溶連菌感染後急性糸球体腎炎が少なくなった今日では，肉眼的血尿がない限り，かつてのような再診は基本的には不要であるとする考え方が一般化していますが，いまだに検尿は必須だと再診予約をしている施設は皆無ではありません．

　不要な受診をさせることは医療費の無駄につながり，患児やその家族にも経済的あるいは時間的および心理的な負担になりますから，気をつけましょう．また，実施すべき治療期間をエビデンスもなく短縮することは禁物ですね．すべては患者にとって有益であることを基本とするべきです．

　なお，溶連菌感染症における咽頭痛にトランサミン®が有効かどうかは確実ではありません．SPトローチなどが処方されることもありますが，同様の状況です．否定する根拠がないなら，副作用が考えにくい治療薬は効果を期待して使ってもよいだろうという考え

方もあるのは事実です．少なくとも効かないと断言できる場合には，使うべきではありませんね．最低でも患者にとって有害な医療行為はしてはいけません．

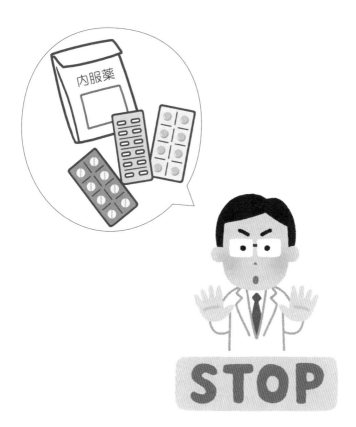

　小児の尿路感染症は大腸菌が多いようですが，第一世代の経口セフェム系やペニシリン系の AMPC または AMPC＋AMPC/CVA（クラブラン酸）の併用の有効性が高く，新しい抗生剤や合成抗菌薬が必要な場面はあまりないと思われます．入院が必要な小児の尿路感染症は，アンピシリンとゲンタマイシンの併用またはセファゾリンとゲンタマイシンの併用を尿グラム染色の結果を参考に選択するのが基本です．判定が難しい場合には，腸球菌を念頭に置いてアンピシリンを選択するといいでしょう．

　成人の市中尿路感染症に対する治療としてレボフロキサシンが選択されることが多い傾向がありますが，市中尿路感染症の起炎菌の約90％は大腸菌であり，わが国の大腸菌の約 30％がキノロン系に耐性があることを考えると，この選択は適切だとは言えないようです．

　小児と同様に第一世代の経口セフェム系抗生剤を第一選択にし，耐性菌を考慮するならば AMPC＋AMPC/CVA を選択するほうが治療効果はいいようです．実際，オーグメンチン® SR（AMPC/CVA）で入院している寝たきりの高齢者の尿路感染症を治療していますが，良好な治療成績が得られています．

　バイト先の某内科医が男性高齢者の膀胱炎に外来で１日１回のメロペネム１ｇの点滴静注を４日やっていましたが，治っていないばかりか，改善傾向もありませんでした．薬剤の選択が適切ではなく，当然の結果でしかありませんが，認知症がないのに自分が受けている治療を患者は理解しておらず，その医師を好んで受診していたとのことでしたので，「効果が十分ではないようなので，もう少し様子をみてから薬を変えることも考えましょう」という説明をしました．数日後にそのご家族が来られて「毎晩発熱しています」という話でしたので，サワシリン® を３カプセルとオーグメン® SR に３錠を併用する（つまり，AMPC＋AMPC/CVA）処方を７日分出したところ，完治しまし

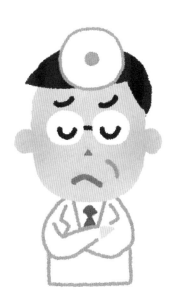

た.

　また，ある訪問診療医は，腎盂結石がある寝たきり高齢者の複雑性尿路感染症にレボフロキサシンを投与していましたが，尿検査をするとまったく効果がないことが明らかとなり，バクタ®配合に変更したところ4〜5日で尿所見は改善しました．当院では高齢者の複雑性膀胱炎の原因となる大腸菌の80%以上はキノロン系に耐性があるとわかっています．なかには，在宅診療を受けている高齢者患者に対して，"レボフロキサシン顆粒 10%1g 必要時 5 回分"などという患者やその家族にとっていつ使えばいいのかわからない処方をしている医師もいました．オニマツさん[1]に「ばかやろう！」と叱られそうな謎処方がこの世にはたくさんあるものですね．

📖文献

1) 國松淳和：オニマツ現る！　ぶった斬りダメ処方せん．金原出版，2021，p52

マイコプラズマ肺炎の治療
マクロライド系抗生剤で今も十分です

症 例

6歳の男児，38℃の発熱と咳嗽が3日前からあり，外来にて検査の結果マイコプラズマ肺炎として入院となった．

処 方

1) オゼックス® 小児用細粒　120 mg　1日2回（朝夕食後）5日分

2) アスベリン® シロップ　2.5 mL　1日3回（毎食後）5日分

3) ムコソルバン® DS　6 mg　1日3回（毎食後）5日分
　ムコダイン® 細粒　200 mg　1日3回（毎食後）5日分

4) アンヒバ® 坐剤（200 mg）1個　38.5℃以上の発熱時頓用

DQN 解説

　オゼックス®（トスフロキサシントシル酸塩水和物）は，マイコプラズマ感染症に対しても保険適用はありますが，添付文書によるとマイコプラズマ肺炎に対する有効性はわずか33例を対象に8～13日間内服させた結果として治療効果があったというもののみで

あり，他の薬剤との比較あるいはプラセボとの比較は行われていません．また，副作用に関する検討も投与期間中のみのことしか検討されていません．

　従来からマイコプラズマ肺炎に有効であるとされてきたマクロライド系抗生剤による治療期間と大差はなく，しかも，マイコプラズマ気管支炎/肺炎は抗菌薬を投与しなくても治癒する感染症であることが知られています[1]．また，マクロライド系抗生剤を投与した結果，有効性がないように思われる症例でも，薬用量の上限近くに増量するとしばしば効果が認められることは今でもあります．また，マクロライド系抗生剤のほうが肺炎マイコプラズマの感受性は高い[2]という報告もあります．

　トスフロキサシントシル酸塩水和物は，ピリドンカルボン酸系の抗菌薬の1つであり，この系統の抗菌薬は小児の関節障害が生じ得る危険性があることが判明しています．また，テオフィリンやその水和物の血中濃度を高くさせる性質があり，テオフィリンによる頭痛や不整脈あるいはけいれんなどをマクロライド系抗生剤と同様に助長する可能性がある薬剤であり，マクロライド系抗生剤では問題がないフェニル酢酸系やプロピオン酸系の非ステロイド性消炎鎮痛薬との併用でもけいれんが生じやすいことが知られている薬剤です．

　2014年に公開された日本マイコプラズマ学会による肺炎マイコプラズマ肺炎に対する治療指針に紹介されている文献[3]では，マクロライド系抗生剤が治療における第一選択薬であり，48～72時間の投与で解熱しない場合にマクロライド系抗生剤に対する耐性株による感染が疑われます．その場合はテトラサイクリン系のミノサイクリン（ミノマイシン®）またはトスフロキサシントシル酸塩水和物が第二選択薬とされていますが，ミノサイクリンは歯牙の黄染

色や骨や関節の成長障害を生じ得ることから，8歳未満には原則禁忌である[4]とされています．クリンダマイシンの治療効果はエビデンスが十分ではないため，マクロライド系抗生剤に耐性がある場合には使用されません．また，トスフロキサシントシル酸塩水和物による治療効果は，ミノサイクリンには劣ります．

マクロライド系抗生剤に感受性がある場合の治療期間は，エリスロマイシン14日間，クラリスロマイシン10日間，アジスロマイシン3日間（欧米では5日間）とされ，耐性株の場合はミノサイクリンもトスフロキサシントシル酸塩水和物の場合も7〜14日間と考えられますが，こちらの日数は確定的ではありません．長いほど副作用が出現するリスクも高くなり，慎重さが求められます．この症例のようにいきなりオゼックス®（トスフロキサシントシル酸塩水和物）を処方することは不適切な行為です．

なお，成人の場合には確定的な治療指針はありませんが，ほぼ小児と同じ考え方で対応可能であり，小児と違って呼吸不全がある場合にはステロイドの併用が考慮されます．

また，65歳以上の高齢者ではマイコプラズマ肺炎がきわめてまれであると考えられており，血液検査の結果に振り回されることなく診療を進めることが必要であるとされ，マイコプラズマを考慮した検査自体を不要であるとする意見が大勢を占めています．

実は，今でこそ小児の急性中耳炎に対する治療薬としてトスフロキサシントシル酸塩水和物は第一選択薬ではなく，経過観察してよくならない場合にアモキシシリン（AMPC）やAMPCを含むオーグメンチン®などが使われますが，その昔，ある耳鼻科の権威ある大先生が定年退官前にトスフロキサシントシル酸塩水和物を小児の急性中耳炎の第一選択薬として宣伝し倒すという暴走をされたこと

があり，その流れもあってか，マイコプラズマ肺炎に対する治療薬
としても使おうという流行が生じたことがあります．すでにジェネ
リックが当たり前になっている薬剤ですから，もうメーカーとして
はうまみがない薬剤になってしまったでしょうが，拝金主義と権威
主義や体裁主義が支配する日本らしい異常現象，DQN の典型だっ
たと思います．

　ちなみに，小児耳鼻咽喉科学会や日本耳鼻咽喉科学会による現行
の小児急性中耳炎診療ガイドラインでは，第一選択薬は AMPC と
されています．もちろん，"全例に投与せよ"とは書かれていませ
ん．

📖文献

1) Waites KB, Talkinton DF : *Mycoplasma pneumoniae* and its role as a Human Pathogen. Clin Microbiol Rev 17 (4) : 697-728, 2004
2) Akaike H, Miyashita N, Kubo M, et al : In vitro activities of 11 anti-microbial agents against macrolide-resistant *Mycoplasma pneumoniae* isolates from pediatric patients : results from a multi-center surveillance study. Jpn JInfect Dis 65 (6) : 535-538, 2012
3) 日本マイコプラズマ学会：肺炎マイコプラズマ肺炎に対する治療指針．日本マイコプラズマ学会事務局，2014 (https://plaza.umin.ac.jp/myco plasma/wpcontent/themes/theme_jsm/pdf/shisin.pdf)
4) Okada T, Morozumi M, Tajima T, et al : Rapid effectiveness of minocycline or doxycycline against macrolide-resistant *Mycoplasma pneumoniae* infection in a 2011 outbreak among Japnese children. Clin Infect Dis 55 (12) : 1642-1649, 2012

アレロック® の効果発揮時間は？
Tmax は 1 時間ですから

症例

3歳の女児．牛乳を飲んで顔に蕁麻疹が出てアレロック® を内服するようになって以来，蕁麻疹は出ていない．4 歳になってすぐアレロック® を服用せずに牛乳を飲んで蕁麻疹が出たため，毎日 20 mL の牛乳を飲んで 30 分後にアレロック® を服用するようにしたところ蕁麻疹は出ていないという．今後，アレロック® を飲み続ける必要がなくなるのか，相談に来院したとのこと．

処 方

アレロック® 1 錠 分 1（朝牛乳を飲んで 30 分後に服用）

DQN 解説

　薬物動態を考えると，ザイザル® やアレロック® の Tmax は 1 時間ぐらいですから，内服して効果が発揮されるまでに 40〜60 分かかります．牛乳を飲んで 30 分後にアレロック® を服用しても効果が出るまでにアレルギー反応が出るはずですが，症例の女児にはアレルギー反応が出ていません．つまり，アレロック® を服用する必

要はないと思われます. この女児に毎日20 mLの牛乳を付加して7日に1回1.5倍に増やしても28日間に1度も蕁麻疹は出ませんでした. そこでアレロック®を中止して付加を継続しても, やはり蕁麻疹は出現せず, 他のアレルギー反応と考えられる症状も出現しませんでした. 順調に牛乳の量を増やすことができ, 1回に200 mL以上飲めた時点で治療を終了しました. その後, アレルギー反応は出現しませんでした. これは, 薬物動態を無視して薬剤を服用させても意味はないという事例です.

　食べ物でアレルギー反応が出るなら, 食べる前に十分な血中濃度を確保しておかないと症状を予防できないのは, 当たり前ですね. それをしていないのに症状が出ないなら, 予防する必要はないと考えるのが当たり前でしょう. 無駄な処方はすべきではありません.

　ちなみに, 小児アレルギー学会の基準[1]では, 牛乳は1回200 mLを問題なく飲めれば, 摂取制限は解除してもよいとされていますね.

📖文献
1) 海老澤元宏, 他（監）, 日本小児アレルギー学会（作成）：食物アレルギー診療ガイドライン2021. 協和企画, 2021

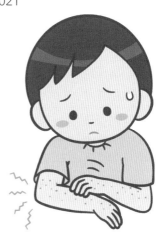

吸入ができない子どもに
吸入薬を処方する迷医
インフルエンザの実質的な治療ができず，
死亡例も

症 例

3歳の男児．午前 7 時に 38.5℃の発熱で発症し，活気がないこ
とを理由に近隣にある公立診療所を午前 9 時に受診し，迅速検
査にて A 型インフルエンザと診断され，加療を受けた．家族に同症
者はおらず，食欲減退も認め，軽度の咳嗽と鼻汁も認められた．翌
日の午後 4 時に夕食の準備をしている目の前で突然に意識を消失
し，そのまま約 1 時間を要して某病院に救急搬送された．日当直を
していた内科医が対応していたが，入院患者の診療を終えて通りか
かった筆者に看護師より応援要請があった．

　筆者が患児の診療を開始すると，すでに死後硬直の開始が認めら
れたが，母親の必死の求めに応じて内科医が懸命に心臓マッサージ
を行っていたことから，約 2 時間の間蘇生術を継続したが，他の親
族らが来院したタイミングで母親の申し出があり，内科医が死亡確
認を行った．

処 方

1) リレンザ　1回2ブリスター，1日2回5日分

2) アンヒバ® 坐剤　200 mg　頓用1回1個6回分（38.5℃以上
　 の発熱時）

DQN 解 説

　抗インフルエンザ薬には，内服薬のタミフル®，ゾフルーザ®，吸
入薬のイナビル®，リレンザ® があり，入院を要する症例や内服や吸
入が困難な症例に使用すべき点滴薬であるラピアクタ®があります．

　イナビル® は対象年齢が吸入できる年齢とされており，メーカー
によって，吸入が可能かどうかを確かめる，あるいは吸入をする練
習をするための息を吸うと音が鳴る笛が，薬剤とは別途に配布され
ています．2〜3歳児でもこの笛を鳴らすことが可能な子どももお
り，なるべく医療機関内で医療従事者が，小児がうまく吸入するこ
とを確認すべきだと考えられます．イナビル® を処方するメリット
は一度の吸入で治療が完結することですが，笛を簡単に吹ける4歳
以上の小児の場合でも，家庭で保護者が吸入する場面に付き添って
吸入できたことを確認すべきであり，それができない事情がある場
合には，タミフル® のような内服薬を第一選択薬にすべきだという
意見が多く聞かれます．

　リレンザ® は年齢に関係なく小児から成人まで吸入する薬用量は
同じです．しかも，イナビル® と同じくA型インフルエンザとB型
インフルエンザの両方に効果が期待できます．そのため，リレン
ザ® は処方がしやすく，成人にも小児にも処方する医師が少なくあ
りません．しかし，イナビル® はリレンザ® よりも吸い込むことが

難しく，一般的には 5 歳以上の患者がリレンザ® の処方をする対象として考えられています．"1 日 2 回の吸入を 5 日間行うのだから，1 度や 2 度は完全には吸入できなかった場合でも，実臨床上の問題はないだろう"という考え方をする大雑把な医師も実在します．

　実際，上記の症例で必死に心臓マッサージを試みた内科医が「普通は 5 歳以上の患者が処方の対象になるのに，どうして 3 歳児にリレンザ® を処方したのでしょうね？」という疑問を私に代わって処方した診療所の医師に電話をかけて質問していました．その結果，「吸えると思ったから，ですって．なんたることだ，普段は子どもを診ていない私でも，この製剤は 3 歳児には吸えないことくらい明らかなのに…」とその内科医は絶句していました．つまり，この診療所の医師はどの患者にも画一的にリレンザ® を処方し，より小さな乳幼児は診療していませんでした．

　つまり，症例の 3 歳児は A 型インフルエンザと発症当日に診断されていながら，実質的な治療は受けることができておらず，インフルエンザ脳症が急速に進行して死亡した可能性は否定できません．地域柄というか地域の特性の影響なのか，医療訴訟が起きなかったのが不思議に思えるほどです．担当した内科医は涙を流して救命できなかったことを悔しがっていました．

　超一流有名大学の卒業生だからといって名医とは限らないわけですね．いわゆる迷医だと思いました．

　タミフル® は，2018 年 8 月 21 日から新生児から高齢者まで処方が可能になった薬剤であり，ドライシロップとカプセルがあり，その使い分けをすれば多くの患者が服用可能ですが，効果は A 型インフルエンザにのみ期待できます．現在はジェネリック医薬品も利用可能であり，以前よりも安価に治療ができますが，インフルエン

ザ脳症の予防や治療が可能かどうかについてはエビデンスがありません．また，A型インフルエンザにもタミフル®の効果が十分ではない耐性株が存在します．タミフル®と類似の作用機序をもつ点滴薬であるラピアクタ®はタミフル®の効果が期待できないインフルエンザウイルスには，効果は期待できません．

ゾフルーザ®は2018年3月14日に発売されたわが国で開発された抗インフルエンザウイルス薬であり，A型インフルエンザとB型インフルエンザの両方に対して効果が期待できる薬であり，現時点では5歳以上の患者に錠剤を処方できます．イチゴ味の顆粒製剤が発売される計画があるようですが，現時点ではその発売時期は未定です．この薬剤は1回の内服で治療が完結できるというメリットはありますが，意外と耐性インフルエンザウイルスが少なくないという意見もあり，今後のエビデンスの蓄積が必要だと思われます．

なお，イナビル®の新製品としてネブライザー吸入で使用するイナビル®吸入懸濁用160 mgキットが2019年10月に発売され，医療機関内で吸入することも可能になりました．

どの薬剤も発症から早期（おおむね48時間以内）に使用しないと効果が期待できないとされること，インフルエンザ脳症の予防や治療になるかは不明であることが問題点だといえるかもしれません．

　吸入薬に関連する症例を紹介しましたので，吸入薬に関する話を追加しておくことにしました．

　5歳未満の乳幼児にはリレンザ®はカプセル内の顆粒を気化させて吸い込むだけの能力がなく，基本的にリレンザ®を処方することはナンセンスです．イナビル®も2～3歳で吸入できる子もいれば，できない子もいます．

　喘息に対する吸入橋本ネブライザー吸入なら1歳未満の乳児でも治療効果が得られるだけの薬剤の吸入が可能であるというエビデンスがあることから，イナビル®発売当初は医院内でカプセルを分解して薬剤が溶けるまで生理食塩水を加えて（5～10 mLを加える）ネブライザー吸入をする小児科もありました．

　しかし，この方法は当時は国が認可した投与方法ではなく，投与に反対する小児科医も皆無ではありませんでした．2019年にイナビル®吸入用懸濁160 mgキットが発売されたことで，改めて正式な乳児を含む3歳以下，あるいはイナビル®を吸入できないすべての患者にインフルエンザの吸入療法が実質可能になりました．ただし，最初にイナビル®が発売されたときは，あっという間に日本中の小児科にイナビル®がイナビル®吸入用カプセルとして普及したのに，イナビル®吸入用懸濁160 mgキットは，普及速度が遅く2023年にメーカーのMRさんから聞いて，その存在を初めて知ったという小児科医も少なくなかったので，私は正直いって驚きました．

　ところで，喘息の場合は昔から家庭で吸入器を購入してもらって自宅で吸入してもらうことは，一般的によく行われていました．今も家庭用吸入器を使っている小児は少なくありません．

　一方，喘息にフルタイド®エアゾールのような定量噴霧式吸入器（MDI）が登場した後，特に2014年以降になるとそれまで多く使われていた家庭用吸入器を経済的理由で買わないという保護者が増える

傾向が認められ，生後 4 カ月の乳児にフルタイド® 50 μg エアゾール
の吸入が処方される例が増えてきたようです[1]．しかし，乳幼児がこ
のような製剤を効率的に吸入することは難しく，エアロチャンバーな
どのスペーサーを製剤ごとに適合した商品を調剤薬局や院内の売店な
どで保護者に別途購入してもらう必要があります．スペーサーは家庭
用吸入器よりも安価なので，それを理由に購入する保護者も多いよう
です．スペーサーの使用が有効であるエビデンスは今日では十分にあ
り，小児喘息治療ガイドラインや成人用のガイドラインでも患者に適
したスペーサーとなるデバイスを選択使用することが推奨されていま
す．

📖文献

1) 石川洋一（監），小児薬物療法研究会（編）：こどもと薬の Q & A．じ
ほう，2017，pp116-120

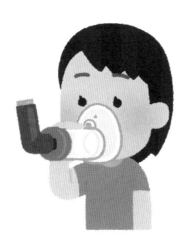

インフルエンザ（influenza）は，日本語では流行性感冒であり，略して「流感」というのが日本語の常識です．インフルエンザという単語を紙面に繰り返し書くのは文字数が多くて，不都合だと考えた日本語を知らない新聞記者がインフルエンザの代わりにインフルという表記を始めたところ，瞬く間に多くの日本人がインフルという表現を使うようになりました．

インフルは4文字ですが，流感という表現なら2文字で紙面の文字数はより節約できて便利です．でも，記者のように流感という日本語を知らない国語力が低い，つまり学力が低い人にはわからないかもしれませんね．インフルエンザの英語の略称は"flu"です．これでも3文字であり，インフルと表記するよりも1字紙面を節約できます．"フリュー"なら4文字ですが…（笑）．

昔馴染みで酒造関係の会社の社長さんは「いくら時代とともに言葉は変わるといったって，違和感があってインフルって言いたくない．患者のことを患者さんではなく，患者様って呼ぶ医療機関は商売気が強すぎる感じがして行く気がしないし，どっちも気持ち悪いね」と笑っておられました．同じ意見を言われる患者さんは，少なくありません．むしろ，多いかもしれません．

私はインフルという表現が嫌いで，少なくとも医療従事者が使うべきではないと考えています．なぜなら，日本語力，国語の学力が低い証拠であり，マスコミに毒されている証拠でもあると感じるからです．

ところで，大手有名新聞の某日の朝刊のコラムにこんな趣旨の記事が書かれていました．「サッカーのワールドカップの記事を書くにあたって，コートジボワールという国名が長すぎるので，どう表記すれば紙面が節約できて，読者に正確に国名が伝わるかを数社の記者が集まって話し合ったが，まとまらなかった」という内容でした．コートジボワールというのは"象牙海岸"という意味のフランス語のカタカ

ナ表記であり，私が小学校4年生のときに社会科の副読本として使っ
ていた地図帳にもコートジボワールという国名の下に文字の色を変え
て小さく"象牙海岸"と書かれていました．今の新聞記者は，こんな
基本的な知識がない人も混じっているようです．象牙海岸という日本
語表記の国名を知っていれば，"象"という漢字1文字で表記できる
のですが，それに気づかない記者が複数の新聞社にいたというわけで
すから，マスコミ関係者の学力が低いと言わざるを得ません．

　小学生のとき，「文系の優秀な人材は，マスコミ関係者ではなく，国
家公務員の上級職や弁護士，一流の証券マンになるのさ！」と有名私
立進学校受験を目指していた同級生が言っていたことを思い出しまし
た．彼は超有名校に入学し，最終的には"マルサの男"になりました．
アニメ名探偵コナンに登場する"黒ずくめの男"のような出で立ちを
していたので，思わず笑ってしまいましたが，彼らは拳銃を携帯して
いるのですね．「脱税捜査は，犯罪捜査だ」とよく言っていました．

　さて，その話は置いておいて，新聞や雑誌，あるいはネットニュー
スの記者たちが，もしも「一般読者も流感や象牙海岸という日本語を
知らないだろう」と考えたのだとしたら，それって読者をばかにしす
ぎですね．

　それとも，国語が苦手な学力が低い人々でも記者になれるのでしょ
うか？　マスコミ関係者の学力が低いことをごまかす目的なのかどう
かは不明ですが，元NHK関係者で有名なテレビ報道解説者の男性が
「日本人の学力が低下したという話が一時報道をにぎわせたことがあ
りましたが，実はあれはうそで，学習塾ブームをあおる宣伝記事で
あって，大手の学習塾が火つけ役だったのです．日本人の学力は少し
も低下していませんし，欧米の科学関係の専門書もすべて自国語で表
記できるのは日本だけなのです」と大うそをついていました．マスコ
ミがそういう報道キャンペーンを張ったことを隠蔽する発言でもあっ
たわけです．

　しかも，欧米の専門書は完全には日本語化されていません．実際，

テレビの報道解説番組のうそ：
マスコミ関係者の学力低下はひどい

日本語の医学書でも"トルサデポアン（Torsades de pointes）"と呼ばれる心電図異常はフランス語のままか，そのカタカナ表記で使われていますし，尿管結石や急性腸管虚血あるいは卵巣捻転など複数の疾患で認められる flank pain には適切な日本語訳がない[1]ために，Flank pain あるいはフランク・ペインなどと記載されています．医学以外の科学分野の専門書にもこういう例は皆無ではないでしょう．

　テレビで有名人にうそを言わせちゃうって，さすが「マスごみ」と揶揄されるマスコミですね．

　「子宮頸がんワクチン反対報道キャンペーン」を張った新聞社の記者が，その騒動のほとぼりが冷めたころになって「医療関係者の理解が進めば，子宮頸がんワクチンの普及が進むのではないか」と自分たちのでたらめな偏向報道をなかったことにして「反ワクチン派の医療関係者がいくらかいて，その人たちの無理解が問題だ」と他人に責任転換するような表現をする新聞記事もありましたから，呆れます．ある意味，日本社会らしいともいえるのかもしれませんが．

📖文献
　1）國松淳和：病名がなくてもできること．中外医学社, 2019, pp64-68

抗生剤の点滴で胆石症が生じ得る
CTRX の点滴は小児でも気をつけましょう

症例

7 歳の男児. 肺炎球菌性肺炎により入院加療となった. アモキシシリン（AMPC）で全身に発疹が出現したことを契機に他院でペニシリンアレルギーとの診断を受けていたが, 同病院でセフゾン® やケフラール® などのセフェム系抗生剤を処方されたことが数回あったものの, 薬疹などのアレルギー症状は認められなかったという診療情報提供に基づき, セフトリアキソン（CTRX）を選択し肺炎の治療にあたった. 投与開始 4 日目で解熱したものの, 7 日目朝の本剤最終投与終了後に急な腹痛と嘔気が出現した. 診察の結果, 右季肋部痛と圧痛の存在を認めた. そこで, 腹部超音波検査を行い, 胆囊内結石の存在が判明した. ブスコパン® 10 mg IV により腹痛は軽減し, その後, 右季肋部痛は出現することなく, 7 日後の超音波検査では結石の存在は認められず, 自然排石されたと考えられた.

処方

CTRX　40 mg/kg/日　1 g 1 回/日　点滴静注（1 回 30 分かけて）

CTRX は，約 60％が尿中に分解されずに直接排泄され，約 40％は胆汁中に分解されずに直接排泄されます．未分解のまま尿中に出るため，気道感染症だけではなく，尿路感染症にも頻用される点滴用抗生剤です．胆管内で CTRX は約 100～200 倍に濃縮され，さらにカルシウムと結合して不溶性カルシウム塩を生成します．これがいわゆる胆砂であり，固まって胆石になるのですが，多くの場合は比較的短い日数（数日～2 週間程度）で消失するため，偽胆石と呼ばれることもあります．CTRX の薬用量は 20～60 mg/kg（最大 120 mg/kg）です[1]．ですが，18 歳未満，2 g/日以上または 40 mg/kg/日以上の投与量が胆砂もしくは胆石が生じる危険因子であり，3～15 日で自然排泄されるという記載[2]があります．

小児科の研修医だった頃，新生児集中治療の指導をしていただいた先輩である産婦人科医が「小児科の先生って不思議ね？ だって抗生剤を内服させるときには 30 mg/kg/日で出すっていうのと同じ系統の抗生剤をね，なぜか点滴静注だと，いきなり 100 mg/kg/日ってやっちゃうから，量の差が大きすぎるじゃない？ 内服薬は吸収されない場合があるけど，点滴は全部，入っちゃうわよね？」と言って笑われていました．私も思わず笑ってしまいました．

ところが，平成の時代に入って次第に 100 mg/kg/日とやらない小児科医が増えてきた印象があります．確かに当時の欧米の教科書には 20～60 mg/kg/日，最大 100 または 120 mg/kg/日と記載されている治療マニュアルが多かったと記憶しています．しかし，平成 10 年を過ぎても私が，その薬用量のことを言うと「ここは日本の○○○だから，外国のやり方と同じでなくてもいい．基本は 100

mg/kg/日だよ」と嘲笑する人々が日本の医療界にはたくさんいました．私は，そのたびに心の中で「出たぁ〜，医学が自然科学の一分野なら，日本かどうか，じゃなくてエビデンスがどうかって問題なんじゃないの？　こんなんじゃ専門医なんて名ばかりじゃないのかなぁ…？」なんて思ったものです．今なら，多くの医師の賛同を得る考え方だと思いますが．

　小児の胆石は無症候性のことが少なくなく，CTRX で胆石ができても無症状のまま気づかれることなく自然排石ないし消失しているのではないかと推測します．ただ，それを確かめるために CTRX を投与する患者全員に超音波検査を何回も繰り返して行うのは困難であり，CTRX と胆石の因果関係を明確にするエビデンスの蓄積は，簡単にはできないでしょう．成人の場合は胆石で胆嚢摘出術が必要になる場合もあるそうです[2]．

抗生剤の点滴で胆石症が生じ得る
CTRX の点滴は小児でも気をつけましょう

📖文献

1）岡　明，木津純子（編）：新 小児薬用量．改訂第 7 版，診断と治療社，2015，pp8-9
2）宮地良樹，上田裕一，郡　義明，他（編）：頻用薬の落とし穴．何気ない処方に潜む罠．文光堂，2015，pp17-21

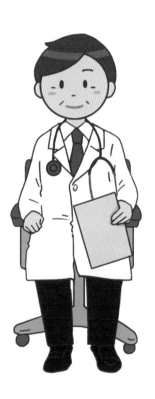

DQN

Ⅱ 成人編

成人に子どもの投与量で鎮咳薬
そもそも有効性のエビデンスはない

症 例

35歳の男性. 2日前に発熱あり, 今朝は解熱したが強い咽頭痛と激しい咳嗽があるため, 新型コロナウイルス感染症が心配で発熱外来を受診し, 新型コロナウイルス感染症 (COVID-19) NEAR法は陰性であり, 上気道炎として加療を受けたが改善しないため, 再診となった.

処 方

1) トランサミン® (250 mg) 3C
   メジコン錠® 15 mg 3錠 分3 (毎食後) 5日分
2) オラドール® トローチ 4錠 分4 (毎食後と眠前) 5日分

DQN 解 説

　トランサミン® (トラネキサム酸) には咽頭痛に効果があるかどうかのエビデンスはあまりはっきりしていません. しかも成人に対する薬用量は, 本来はトランサミン® 500 mg 3C 分3 です.
　同じくメジコン® (デキストロメトルファン) も小児編で記載し

たように本当に効果があるかどうか怪しいという意見も少なくありませんが，鎮咳作用はコデインと同等[1]だと記載されている本もあります．成人に対する薬用量はメジコン® 15 mg 6 錠分 3（毎食後）です．

　上記の処方では，これらの 2 つの薬剤は 7〜8 歳の小児に対する投与量です．この量が成人に効果を示すはずがありません．効果がいくらかでもあるとすれば，かなり小柄な人か，プラセボ効果でしょうね．

　こういうおばか処方は関西だけでなく，日本各地で見たことがあります．謎処方の定番なのでしょうね．

　薬用量を間違えていることに気づかず「メジコン®は効きが悪く，○×△のほうが，咳止めとしては効果がよい」などという複数の医師に各地で遭遇した経験がある私には，「メジコン®出すくらいなら，コデイン製剤を出せ」という話をすんなり受け入れることはできません．コデイン製剤でも止まらない咳もありますからね．

　なお，メジコン®は推算糸球体濾過量（eGFR）が 60 未満の症例には年齢別薬用量の 75% に減量し，eGFR が 15 未満の症例には年齢別薬用量の 50% に減量する必要があります．通常，成人は 6 錠分 3 ですから，該当する患者には 4 錠分 2 あるいは 3 錠分 3 にする必要がありますが，腎機能に関係なく 3 錠分 3 の処方をすべての成人患者に処方している DQN な医師がいることは事実です．

　もちろん，メジコン®の薬用量が少なすぎる事例を紹介して，徹底的にその処方せんをぶった斬る記載をしている痛快な本[1]もあります．あまりにも面白い本なので，私の愛読書の一つになっています．その本には「成人でメジコン® 1 回 1 錠ってたぶん何も効かないぞ」として，メジコン® 1 回 1 錠，咳のとき頓用 3 回分という処

方せんが紹介されています．ただでさえ効くかどうか怪しい薬剤を少ない量で処方するって「咳は気道から異物を出すためにでる防衛反応だから止めないほうがいい」という考え方にも反していて中途半端すぎる処方です．本当に"効かない，必要ない"と考えているなら，そのことを患者にきちんと話して，咳が出る理由を機序も含めて説明し，薬剤を使わずに対応する方法をきちんと指導するほうが大切です．それをするのが医師，特にプライマリ・ケア医の仕事であり，この仕事をするのが嫌なら，少なくとも適正な薬用量を処方したうえで「咳って本当は無理やり止めないほうがよい，なぜなら…」とわかりやすく，簡潔，ていねいに解説し，患者指導を行うべきでしょう．

解説と指導ができない医師は医師とは呼べません．自分の専門分野の薬剤の解説ができない，面倒だという医師は専門医とは呼べないのと同じですね．

極端な実例としては，小児科がない某総合病院の電子カルテの内服処方せん作成システムに薬剤師によって「メジコン錠 15 mg 3 錠分 3」というプリセットが設定されていたことがあり，その病院の内科医たちはメジコン® の鎮咳作用が弱いから他の鎮咳薬を処方しようと，鎮咳効果があるというエビデンスがより少ない鎮咳薬を院外処方していました．滑稽すぎる誤りですね．

咳が長引くと咳喘息を考えて抗アレルギー薬を処方する医師も少なくありませんが，咳喘息なら気管支拡張剤が有効[2]であり，抗アレルギー薬には咳を軽くする作用はありません．ただし，アトピー咳嗽なら，クラリチン® やアレグラ® などの抗アレルギー薬が咳を軽減してくれます．咳喘息とアトピー咳嗽を混同している医師も少なくないようです．咳喘息は喘鳴を伴わない咳が 8 週間以上続きま

すが，アトピー咳嗽は喘鳴があるときとないときがあり，咳が3週
間以上続く場合に疑います[3]．

　咳喘息なら気道の過敏性が原因で気管支が収縮して痰が溜まりやすくなり，咳が出ます．痰がからまないので咳喘息には喘鳴がありません．気管支が拡張して呼吸がしやすくなれば咳は軽くなり，しっかり拡張すれば咳は止まりますが，動悸がするほど気管支拡張剤を投与するのは適切ではありません．動悸が起きない程度に少量から処方を開始すべきです．常用量から開始すると動悸で困る人が多くて，いいやり方ではありません．もし，気管支拡張剤で改善しないなら，咳喘息ではなく，アトピー性咳嗽か他の理由で咳が起きていると考えるべきです．

　私は，実は咳喘息とされる症例の過半数以上がアトピー性咳嗽なのではないかと疑っています．実際はもっと少ないかもしれません．なぜなら，気管支拡張剤を投与しても咳が治らないばかりか，動悸で困ってしまう症例が少なくないのです．そんなわけで，咳喘息には気管支拡張薬ではなく，抗アレルギー薬やステロイドを組み合わせようという発想をする医師も出てくるようです．

　でも，それは正しいことではありません．診断の多くが間違っているのです．少なくとも，その可能性が小さくないかも，と考えて診療することをお勧めします．そこまでやって咳を改善させることができないのであれば，問診からやり直し，血液検査や画像検査，呼吸機能検査などをすべて抜本的に見直す，やり直すという決断が必要になります．つまり，"一から鑑別診断をやり直す"ということですね．

　アトピー性咳嗽は気道の慢性的なアレルギー性炎症で粘調な痰が多いときには痰が強くからんで相対的に気道が狭くなるために喘鳴

が認められ，漿液性の痰が多いときは喘鳴が軽減するか，痰が少なくなれば認められなくなります．しかし，アレルギー性炎症がしっかりと改善しない限り，咳は治まりません．もちろん，アレルギー性炎症が強ければ，気管支は狭窄を生じて咳はさらに悪化します．咳喘息と混同されやすいアトピー性咳嗽はまったく厄介な存在です．

　副鼻腔炎による後鼻漏が原因で寝入りばなや入眠中に悪化する咳まで抗アレルギー薬を処方するDQNな医師も少なくありません．この場合は，丁寧に鼻をかむ，鼻が自分でかめない小さな子どもや障害があって手でティッシュペーパーを持って自分で鼻がかめない患者なら，家族が鼻水を吸引してあげれば，しつこい咳も改善します．家庭看護の重要性を説明し，実践しやすく指導することもプライマリ・ケア医の仕事です．

　もちろん，副鼻腔炎や上気道炎の鼻水や後鼻漏は抗アレルギー薬ではちゃんと止まりませんし，咳も止まりません．気管支拡張剤も咳止めにはなりません．こういうDQN処方は全国的にかなり多いのです．繰り返しになりますが，上気道炎や副鼻腔炎の鼻水を止める作用がない抗アレルギー薬をアレルギー性鼻炎がない患者の上気道炎や副鼻腔炎に鼻水止めとして処方し，アレルギー性鼻炎という病名をつけて保険請求するのは違法です．

　咽頭痛にトローチが効くかどうかも疑問です．なお，桔梗湯が自分の咽頭痛を軽減するのを経験したことがある医師が，医学雑誌やネットで桔梗湯を「内服しなくても，うがいをするだけでも効果がある」と主張していることもあります．私も試してみましたが，100％ではないにしても効果があることは事実のようです．今後は，この件に関するエビデンスも蓄積されていくことでしょう．

📖文献

1) 國松淳和：オニマツ現る！ ぶった斬りダメ処方せん. 金原出版, 2021, pp53-78
2) 倉原　優：2022 ポケット呼吸器診療. Signe, 2022, pp248-250
3) 倉原　優：2022 ポケット呼吸器診療. Signe, 2022, pp250-251

Ⅱ 成人編　CASE 1

成人に子どもの投与量で鎮咳薬
そもそも有効性のエビデンスはない

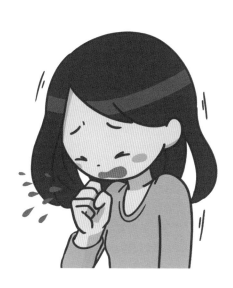

ACE 阻害薬による咳に
去痰薬と鎮咳薬を処方するむだ

症例

65 歳の女性で，半年前から高血圧にアムロジン® 2.5 mg 1
錠分1（朝食後）を処方されていたが，効果は不十分のた
め3カ月前から高血圧に対して以下の処方に変更された．2カ月前
に咳に対する治療が開始されたが，改善しないため再診した．

処方

レニベース®　2.5 mg　1 錠

アムロジン®　2.5 mg　1 錠　分1（朝食後）30 日分

メジコン®　15 mg　6 錠

ムコソルバン®　15 mg　3 錠　分3（毎食後）30 日分

DQN 解説

　　ACE 阻害薬の投与を開始すると数％〜25％程度の症例で，数
週〜数カ月後に ACE 阻害薬の副作用として，空咳が出ることがあ
るという事実が知られています．痰がない乾いた咳が特徴であり，
去痰剤やメジコン®のような現時点で流通している鎮咳薬はすべて

無効です．つまり，この空咳を止めることができる薬剤は存在しないのです．ところが，原因となった ACE 阻害薬を他の作用機序の降圧薬に変更すると 7〜10 日以内に咳は治まります．つまり，咳が出たら去痰薬と鎮咳薬を処方するという一つ覚えはアウトです．例のオニマツさんなら「ばかの一つ覚えかよ！」と切り捨てられてしまうかもしれません[1]．

　ACE 阻害薬による咳は，乾性咳であり，夜間に多く，女性で非喫煙者に多い傾向があることが知られています．その原因は，気管支にある咳反射の刺激受容体のうち，C 受容体を刺激するブラジキニンやブラジキニンによる刺激により放出されるサブスタンス P により咳反射が亢進することにあると考えられており，これらの物質は ACE 阻害薬によって分解されにくくなり，咳が出やすくなると考えられています．サブスタンス P は，嚥下反射を亢進させる作用ももっており，咳反射と嚥下反射が亢進することで ACE 阻害薬は誤嚥性肺炎を予防する目的で処方される[2]ことがあります．つまり，咳反射は身を守るための反射なので，それを利用しようというわけですね．

　この症例の患者さんは誤嚥するリスクは低く，空咳がレニベース®などの ACE 阻害薬による副作用であることを説明し，咳があると不快感があるという患者さんの話から，ARB の一種であるアジルバ®に変更したところ，血圧のコントロールも良好となり，同時に空咳も 10 日以内になくなりました．

📖文献

1) 國松淳和：オニマツ現る！　ぶった斬りダメ処方せん．金原出版，2021
2) 野原幹司（編著）：シンプルなロジックですぐできる　薬からの摂食嚥下臨床実践メソッド．じほう，2020

新型コロナウイルス感染症（COVID-19）が発症して最初の数日は咽頭痛が強い症例が多く，小柴胡湯加桔梗石膏（ショウサイコトウカキキョウセッコウ）がよく効きますが，関節の痛みが強い人や虚弱体質の人あるいは冷え性の人や平素から過労傾向がある人には麻黄附子細辛湯（マオウブシサイシントウ）を処方すると効果がある場合があります．漢方薬を使わないなら，アズノール®うがい液やトラネキサム酸くらいですね．数日経つと解熱傾向もあって，後鼻漏と咽頭違和感や咳が出てくることが多いですね．そうなると辛夷清肺湯（シンイセイハイトウ）や清肺湯に切り替えますが，清肺湯は下痢にも効果がありますね．漢方薬を使わない場合は，トラネキサム酸，カルボシステイン，メジコン®を年齢に合わせて使います．下痢にはミヤBM®やビオスリー錠®を処方することは少なくありません．なお，微熱が続いて痰が絡む咳があれば，ジスロマック®とメジコン®を使うこともあります．

いわゆるコロナ感染症の後遺症と診断するには，罹患後2カ月以上症状が持続し，3カ月後も症状が認められ，その症状の原因がコロナ感染以外では説明がつかないことが最低限の要件になると思われます．

現実には，発症から14日を過ぎても咳が遷延する例は多数みられます．そういう症例の多くは病初期から咽頭など上気道のどこかに炎症による粘膜浮腫があり，なかなか炎症が治らず浮腫部分から痰が出る状態が持続していることがほとんどで，副鼻腔炎を合併している例も少なくありません．しかし，発症してから2週間以上時間が経ってからしか診ていない医師が後遺症と診断したり，症状だけを聞いて後遺症だと言い切る医師がいたり，後遺症をやたらと宣伝したがるメディア関係者もいたりするため，後遺症として咳が出ると理解している医師や患者も一部にはいるようです．実際にそういう医師や看護師あるいは患者に遭遇した経験が私にはあります．

隔離解除になっても局所の炎症が持続していて，疾患としては治癒していないのに隔離期間を過ぎてからの症状を後遺症だというのは非論理的です．しかも，そういう咳が遷延している患者の中には，メジコン® 錠 15 mg 3 錠分 3 などと効くはずがない小児の量で処方をされている複数の成人患者に出会った経験が私にはあります．小児にもツロブテロールテープ® やアスベリン® のように上気道の炎症が原因となる咳に効くというエビデンスがないか，エビデンスが不十分な薬剤を処方されているケースが少なくありません．

遷延する咳に対応する際には，炎症が持続している部位やその炎症の程度に応じて処方を考えなければ改善は望めません．粘膜の炎症を抑える，鼻汁や痰を分解するか減らすなどの方法を個々の患者の状況に合わせて考えないと改善は望めません．

不思議なことに，痰が切れにくい遷延する咳には麦門冬湯（バクモンドウトウ）が奏効する症例や倦怠感と咳が遷延する場合には竹茹温胆湯（チクジョウンタントウ）が奏効する場合があり，インフルエンザによる咳が長引く場合と類似しています．しかし，咳が 1〜2 カ月ほど遷延しても誰もインフルエンザの後遺症とは言いませんよね？

なお，微熱が続き，痰が絡む咳が続く場合には，細菌感染の合併を考慮してジスロマック® のような抗生剤とムコソルバン® のような去痰剤を処方したり，辛夷清肺湯などの咳止め系漢方薬を処方したりすると効果的なこともあります．しかし，これらの方法には普遍性はなく，どの処方に効果が期待できるのかは，症例ごとに病態を把握して考える必要があるわけで，画一的な処方では対応できません．

まとめると，COVID-19 は隔離が解除される時期を過ぎても気道炎症が持続しており，隔離解除が治癒を意味するわけではありませんから，咳が長引くことを後遺症だとする考え方が間違いなのです．WHO の定義だと発症から少なくとも 2 カ月以上持続し，3 カ月以上経過しても他に原因が考えられない症状が続く場合も COVID-19 の後遺症（post COVID-19 condition）だという話になっています

ね．やたらと後遺症を自称する人が多いのは，マスコミの過剰報道の影響が少なくないようです．咳が続くからと，金属製の器具で咽頭や喉頭の表面を擦る治療なんて科学的根拠がないものにごまかされる人も少なくないようですから，マスコミの影響力って凄いですね．

　この疾患に関係なく咽頭痛と咳が長期続くという症例も決して少なくありません．私は3カ月ほど咳と咽頭痛が続いたことがありますが，抗原検査もPCRも数回受けてすべて陰性でした．私が検査を受けたかったわけではなく，周囲が過剰反応して"検査を受けるように迫っただけ"ですが…（笑）．

　こういった症状はいろんなことが原因で起こり得るものですから，偶然に同じ時期に発症した別の疾患による咳嗽でCOVID-19が原因ではないケースまで後遺症といっている症例も含まれるでしょう．

　私の個人的な印象では，パーソナリティ障害やパニック障害あるいはうつ傾向や神経症がある人，不安が強い傾向がある人に後遺症が多いという印象があります．特に後遺症があることを自称する患者にはそういう例が多いと思う次第です．

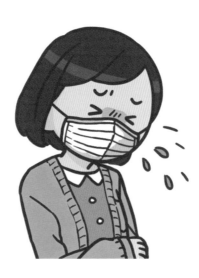

効かない消化管運動改善薬？
薬用量と服薬方法

症例

35 歳の男性，3日前に39℃の発熱があり，翌朝には解熱したが，下痢と嘔気が出現した．下痢は第2病日に軽快したが，嘔気が強まり，次第に頻回になった嘔吐を理由に第3病日に某医療機関に時間外受診し，脱水症として点滴を処方され，下記の内服薬を処方された．しかし，第4病日に当院内科外来を受診した．

処方

ナウゼリン®　5 mg　3錠
ミヤBM®錠　3錠　分3（毎食後）3日分

DQN 解説

　ナウゼリン®はドンペリドン製剤であり，ヤンセンという会社が中国の西安市に製造工場をもっているほど世界的に普及している消化管運動改善薬です．ドンペリドン製剤も宮入菌製剤であるミヤBM®も世界中で使われている薬剤ですが，いずれも食前に服用するのが基本です．

しかも，前記の症例に使われている薬用量は体重が 15 kg の小児の薬用量であり，成人に処方する量ではありません．成人では，ナウゼリン® 10 mg 3 錠分 3（毎食前）と処方するのが一般的ですから，十分な効果が得られなくても不思議はありませんね．必要に応じてナウゼリン® は成人には座薬で 1 回 60 mg 1 日 2 回投与が可能です．薬用量は腎機能に関係なくすべての成人は同じ薬用量であり，小児は体重を基準に量を決めることになっています．

　ナウゼリン® は，プリンペラン® とともに，吐き気止めとして頻用されますが，妊婦には禁忌です．妊婦に対する吐き気止めとして処方されるのは，プリンペラン® です．ここは間違えないように気をつけましょう．プリンペラン® は，成人や妊婦にも錐体外路症状や薬剤性パーキンソン症候群が起こり得るので，経過観察はしっかりする必要があります．

　しかし，ミヤ BM® も成人量は 3 錠分 3 または 6 錠分 3（毎食前）ですが，1 錠が 20 mg ですから，小児ではこの量は新生児や生後 1〜2 カ月児に対する処方量 90〜120 mg/日にすぎません．となると，成人に処方する意味があるのかどうか，疑いたくなりませんか？

　少なくとも成人には 3 錠分 3 は少なすぎると思いますが，いかがでしょう？　まして食後に処方する意味はないと思われます．この量を 2〜3 カ月処方されて，何の変化もなく便秘が続き，困って受診してくる患者も少なくないのが現実ですが，もしかすると，小児に対する量が多すぎるのでしょうか？　散剤の規格は 40 mg/g ですから，120 mg は 3 g であり，錠剤の 6 錠と同じです．

　実際の臨床では便秘や下痢に乳酸菌製剤は効果があると思える症例があるので，私は成人や中・高校生には 6 錠分 3 を処方していま

すが，その理由は，保険適用がある範囲でしか処方できないからです．本気で処方するのであれば，成人には散剤を6〜9g分3（毎食前）は処方しないと効かないのかもしれません．実際，多剤を併用して便秘治療を受けている患者はかなり多いですよね？

なお，ミヤBM®やエンテロノン®Rなどの耐性乳酸菌製剤や腸内細菌製剤はナウゼリン®と同様に腎機能に関係なく薬用量は同じです．

ところで，この症例では，どうしてナウゼリン®が選択されたのでしょうか？　発熱に続く下痢と嘔吐があったわけですから，感染性胃腸炎などの急性胃腸炎や感冒性消化不良症のほか，いろいろな疾患の可能性がありますよね．消化不良の類を考えるなら，食事指導が行われるとか，消化酵素剤の類が処方される可能性はあります．少なくともクローン病や潰瘍性大腸炎は考えていないようですが…．いずれにしてもナウゼリン®の量は少なすぎますね．

なお，プリンペラン®は，注射ならワンショット静注ですが，プリンペラン®もナウゼリン®も食前投与ですが，食後に処方されている間違った例をよくみかけます．急性腸炎で数日間内服させるだけなら，錐体外路症状や薬剤性パーキンソン症候群が起きる可能性は，成人ではまず心配ありませんが，神経症状を診察できない医師が2〜4週間あるいはそれ以上の長期処方をしているDQNな例もしばしば出くわします．小児や乳児では1〜3日でも錐体外路症状が起きることがありますから，小児はやっぱり特殊ですね．

また，便秘が原因で腹痛と嘔吐をしている患者に500mLのソリタ®T1にプリンペラン®を混合したものを点滴する迷医もいますね．患者さんは「自宅に帰ったら，よりお腹が張ってきて腹痛も吐き気もひどくなった」と救急外来に駆け込んでくることが少なくあ

効かない消化管運動改善薬？
薬用量と服薬方法

りません．浣腸すると著しい排便と排ガスがみられ，すっきりして帰宅できる患者さんもいますが，数日間は下剤を飲んでもらう場合も少なくありません．病態を考えて薬を使わないとダメなんですね．

　嘔気を伴う心窩部痛（上腹部痛）が心筋梗塞のこともあり得る[1]わけですから，ちゃんと考えて薬を使いましょう．

　でないと，オニマツさん[2]にも叱られますよ

📖文献

1) 國松淳和：病名がなくてもできること．中外医学社，pp15-22，2019
2) 國松淳和：オニマツ現る！　ぶった斬りダメ処方せん．金原出版，pp79-110，2021

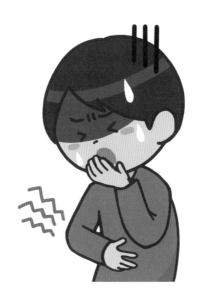

うつ病治療に無視された糖尿病
うつ症状は糖尿病の症状の一つです

症 例

56 歳の女性．約5年前から肥満傾向を認め，約2年前から
うつ病として某メンタルクリニックを受診し，抗うつ薬
の処方を受けていたところ約半年前から2Lのペットボトル入り
コーラを常飲するようになり，メンタルクリニックで「そんなに
コーラを飲んでいれば，血糖値が高くても仕方がない．薬物療法に
心理療法を追加しよう」と言われたが，それをストレスに感じ，さ
らに大量のコーラを飲むようになった．数日後の未明に意識不明で
自宅のトイレ内で倒れているところを家族に発見され，救急搬送さ
れた．来院時の血糖値は 540 mg/dL で尿ケトン体は陰性で，血液
ガス分析でアシドーシスは認めず，血漿浸透圧 360mOs/L と高値
であったことから，高浸透圧高血糖症候群として加療開始した．生
理食塩水の点滴とインスリン静注約24時間で血糖値は 200 mg/
dL 前後まで回復し，インスリンを減量し，1型糖尿病を否定してか
ら，メトホルミンを中心とした内服薬に変更し，2週間後には空腹
時血糖 90〜115 mg/dL の範囲で安定し，そのままリハビリテー
ションを継続した．入院から24日目に「私の2年間はなんだった
のでしょう？　糖尿病があるとわかって治療を受けたら，嘘みたい

にうつ気分がなくなって，今では気分が穏やかで以前のようにパートでもいいから，しっかり働きたいという意欲が湧いてきました」と晴れやかな表情で退院への意欲を示し，その後は積極的に糖尿病自己管理のための栄養指導を受けました．運動療法にも参加し，体重5kg減に満足して退院となり，その後は就業し，定期的に通院中で経過は良好である．

処方

1) レクサプロ®　10 mg　1錠　分1（朝食後）　14日分
2) パキシル®　10 mg　1錠　分1（朝食後）　14日分

DQN 解説

　抗うつ薬としては，内科医にも使いやすいとされるレクサプロ®やサインバルタ®（デュロキセチン）があり，頻用される傾向があるようです．レクサプロ®はセロトニン再取り込み阻害薬（SSRI）の一つであり，悪心・嘔吐のほか，倦怠感や浮動性めまい，頭痛，口渇が出やすいという副作用があり，糖尿病の患者の口渇を悪化させる可能性もあります．サインバルタ®は，セロトニン・ノルアドレナリントランスポーター阻害薬で，レクサプロ®などもSSRIよりも作用が強く，悪心・嘔吐が少ないとされていますが，緑内障がある患者には禁忌です．倦怠感や口渇のほか，頭痛や傾眠や便秘あるいは下痢が副作用として生じることもあり得ます．パキシル®（パロキセチン）もSSRIで，他よりもマイルドな抗うつ薬として頻用されるようですが，急に中止すると離脱症状が強く出ることがあり，漸減する必要があります．また，肥満傾向を増悪させることがあり，

糖尿病の患者さんにはできれば使いたくない薬剤であって，どんな患者であってもこの薬剤を優先して選択する積極的な理由はない[1]とされています．

　また，デパス®（エチゾラム）は，1日0.5〜3 mg使用される抗不安薬であり，半減期が約6時間と短時間作用型であり，中途半端な効果しか実現しない患者が少なくなく，依存性が形成されやすく頻用すべきではない[2]と書かれている医学書が少なくありませんが，現実には内科でも精神科でも頻用される傾向があります．また，筋弛緩作用があり，筋緊張性頭痛に使われる例もありますが，高齢者や腎機能が低下している場合には呼吸筋麻痺によりSpO_2の低下が生じることがあり得ます．他剤が無効など，特別な場合にしか使うべきではない，と書かれている成書も少なくありません．

　糖尿病にうつ病が合併しやすいことは知られていますが，糖尿病そのものの症状が抑うつあるいは意欲低下であることもあります[3]．また，過食や肥満の原因になり得るジプレキサ®（オランザピン）は，糖尿病または糖尿病の既往がある患者には禁忌であるにもかかわらず，2型糖尿病がある統合失調症の患者に投与されている事例を数例経験しました．同じ理由で糖尿病には禁忌であるセロクエル®（クエアチピン）を糖尿病がある患者に投与している精神科医にも数名遭遇した経験があります．それで精神科専門医ですから，驚きました．最初は驚きましたが，経験を通じて，こういうことは珍しくないのだという事実を知りました．意外と知らない，あるいは，添付文書を見ていない医師は多いようです．自分が処方している薬剤の実物を見たことがない，という医師もいますからね．

　症例の患者は，肥満に伴って耐糖能異常を生じ，2型糖尿病に至ったと考えられますが，口渇に対してコーラを飲むようになり，

うつ病治療に無視された糖尿病
うつ症状は糖尿病の症状の一つです

さらに肥満度と耐糖能が悪化して高浸透圧高血糖症候群へと進展したと考えてよいと思われます.

📖文献
1) 松﨑朝樹：精神診療プラチナマニュアル 第2版. メディカル・サイエンス・インターナショナル, 2020
2) 國松淳和：オニマツ現る！ ぶった斬りダメ処方せん. 金原出版, 2021, pp139-166
3) 橋本 浩：All in One 糖尿病 外来診療の味方. 南山堂, 2020, pp150-151

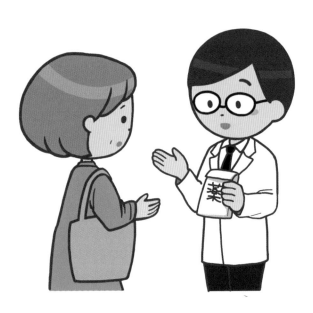

うつ病治療で大爆発
向精神薬の処方をされたアルツハイマー病

症例

84歳の女性，3〜4年前から言葉数が少なくなり，「死にたい」「生きていても意味がない」などと言うようになり，ここ半年で食事摂取量が減り，不吉な予感がして眠れないと夜間に泣き続けるようになり，家人が同伴してメンタルクリニックを受診した．その時点でうつ病と診断され，薬物治療が開始された．患者自身は問題なく歩行可能であり，ADLは自立していたが，約2週間後に不眠の増悪および夜間の興奮に家族が気づき，同時に急速に物忘れが多くなったことを理由に近医の神経内科の物忘れ外来を受診させたところ，認知機能障害の存在が確認された．

　これを契機に某国立病院で精査が行われ，アルツハイマー病と診断され，認知症の周辺症状としてのうつ病様症状や不眠であるとしてドネペジルおよび抑肝散の処方を受けた．しかし，その後も家族はメンタルクリニックで処方されたリフレックス®を服用させ続けていたところ，約1週間後に発熱と呼吸困難および意識消失が出現し，当院に救急搬送された．診察と検査の結果，誤嚥性肺炎が判明し，入院加療を行った．

リフレックス® を含む内服薬をすべて中止して，抗生剤の点滴を中心として治療を行い救命し得たが，うつ病はなく，アルツハイマー病のみが認められた．

処方

1) リフレックス®　15 mg　分 1 眠前　14 日分
2) ドネペジル　5 mg　分 1 朝食後　14 日分
3) ツムラ® 抑肝散　2 包　分 2 朝夕・食前　14 日分

DQN 解説

　リフレックス® もしくはレメロン® は，ミルタザピンというノルアドレナリン作動性・特異的セロトニン作動性抗うつ薬で，他の抗うつ薬よりも副作用が少なく，初期用量 15 mg 分 1 眠前で効果が認められることが多いという点で内科医にも使いやすい薬剤です．しかし，高齢者の場合には，うつ病という病名をつける前に必ず認知機能を確認しておく必要があります．

　この症例では，それをせずに家族の話だけでうつ病と診断し，安易にリフレックス® を処方したようです．

　認知機能の評価には，長谷川式 HDS-R が簡単で便利であり，高齢者の心理機能の評価には欠かせない検査法であり，覚えておくべきだと思います．

　この患者さんの場合は，誤嚥性肺炎の治癒後に当院で実施した HDS-R は，30 点満点で 12 点であり，言葉再生の遅れと時間の間違いが多い傾向にあり，アルツハイマー病という神経内科の診断を支持する結果でした．また，簡易聴診法ですぐにそれとわかる嚥下

機能障害を認めました[1]．残念ながら，神経内科医はメンタルクリニックの受診や処方内容を知らず，嚥下機能の評価も行っていなかったようです．

リフレックス® は夜間の睡眠が改善し，食欲が増進するという効果がありますが，昼間の眠気や体重増加傾向に注意する必要がある[2]とされています．

この患者も元気になって食欲が亢進し，家人は安心して食べさせていたそうですが，急に多弁になったかと思うと物忘れがひどくなり，「言った，言わない」を理由に怒り出して暴れるようになったことで家族が認知症を疑ったそうです．

肺炎で自院に入院し，誤嚥性肺炎が治癒したときも「私は，うつ病です！」と大声で叫んで大声で笑っており，うつ病には見えませんでした．

このエピソードはリフレックス® の不適切使用が原因であると考えられますが，本当にうつ病がある場合でも起こり得ることなので，処方する場合には慎重な経過観察が必要です．

認知機能低下があると嚥下障害は合併しやすく，内服薬の処方を考える際には，できる限り，嚥下機能を評価しておくべきでしょう．

そうすれば，この症例も誤嚥性肺炎を予防できた可能性があり，重症化は防げたかもしれません．当院内科で誤嚥性肺炎を治療後，療養型病院で嚥下機能訓練を受けていただき，数カ月後に自宅復帰され，当院外来に通院中で，うつ病はないことが確認できました．アルツハイマー病として経過を診ていましたが，家庭の事情を理由にご家族の希望で，某病院に長期療養入院されました．

なお，うつ病でないかどうかは精神科で使われる各種の問診票の利用が便利です〔モンゴメリー・アスベルグうつ病評価尺度

(MADRS)，ハミルトンうつ病評価尺度（HDRS または HAM-D），ヤング躁病評価尺度日本語版（YMRS）など〕.

📖文献
1) 井上登太（編著）：嚥下機能は耳で診る！肺音と頚部＋胸部聴診法. gene, 2019
2) 松﨑朝樹：精神診療プラチナマニュアル 第2版. メディカル・サイエンス・インターナショナル, 2020

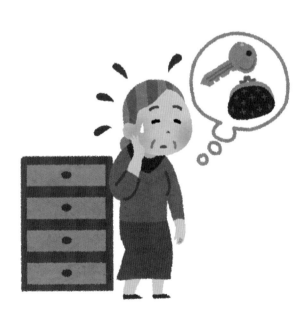

薬剤で悪化したパーキンソン病
紹介医に忖度し
患者とその家族に恨まれた専門医

症例

65歳男性，58歳のときに脳梗塞を発症し，入院加療を経て近医内科を受診し，パーキンソン病として某公立病院神経内科に紹介され，加療を受けた．しかし，寝たきりの状態は改善せず，当時著者が勤務していたリハビリテーション病院に長期療養を目的に転院となった．

処方

1) グラマリール® 3錠 分3（毎食後）
2) メネシット® 100 mg 3C 分3（毎食後）
3) シンメトレル® 50 mg 3錠 分3（毎食後）
4) アーテン® 1錠 分1（朝食後）

DQN 解説

　グラマリール®（チアプリド）は，脳神経系の興奮を抑えて，脳梗塞後遺症の精神神経症状やせん妄を緩和する薬ですが，同時に薬剤性パーキンソニズムを引き起こす薬としても有名であり，昭和

60 年前後の医師国家試験にも出題されていた薬剤です.

　私は，まずこの薬剤を中止しました．すると 2 週間後から，患者さんは，振戦とジスキネジアが消失しただけではなく，自分で座位をとることができるようになり，「先生，座れました．手も口元も震えません」と明瞭な発音で喜んでくれました．そこで，振戦に有効なアーテン®（トリヘキシフェニジル）とジスキネジアに有効なシンメトレル®（アマンタジン塩酸塩）を中止しました.

　その後，リハビリテーションとして歩行練習を開始したところ，順調に歩行ができるようになり，嚥下機能にも問題はなく，食事もしっかり摂取できるようになり，2 カ月後には本人も家族も喜んで退院されました．退院時の処方は，ネオドパストン®（100 mg）3C 分 3（毎食後）のみになっていました.

　私は，治療経緯を診療情報提供書に記載し，グラマリール® が悪影響していたことは明らかであると紹介してきた医師に伝えました．患者は，再びその公立病院神経内科への通院を再開しました.

　しかし，なんと 3 カ月後に同じ医師が書いた新たな診療情報提供書を持って外来を受診してきました.

　「せっかく，先生によくしてもらったのに，あの病院に行ったら，また寝たきりにされました．二度とあんな病院には行きません」と患者夫人や家族たちは，開口一番，怒りを表明されました.

　私は，患者さんが持参された診療情報提供書を読み驚きました．なんと，私が中止した理由と中止後の経緯もキチンと書いて，使うべきでないと明確に伝えたグラマリール® がすぐに再開されていたのです．つまり，もともとの紹介元である開業医に忖度して，神経内科専門医である大学の後輩が，私が経過を報告して使わないように依頼した薬剤を使用していたのです．これにはさすがに呆れまし

た．ハッキリ言って愚かな後輩です．"なんちゃって専門医か
よっ！"と思ってしまいました．

　すぐさま急性期病棟に入院してもらって，グラマリール® を中止
し，点滴で栄養剤を投与して，ネオドパストン® 静注用を処方し，
約 10 日で嚥下障害がなく経口摂取が可能となったことを確認し，
内服薬に切り替えました．そして，再びリハビリテーションにより
筋力トレーニングや歩行訓練，日常生活動作訓練を行い，自宅復帰
へとつなげました．その後も，グラマリール® を服用することなく
病状は安定していました．

　この患者は薬剤性パーキンソン症候群だった可能性は否定できま
せんね．少なくとも，グラマリール® がパーキンソン病の病状を悪
化させていたことは確実だと思われます．

　ともかく，この患者さんは急性心筋梗塞で亡くなられるまでの数
年間，元気に家庭生活を送られました．

　私は，こういう事例をいろいろな分野のいろいろな疾患で経験し
ており，前医に忖度して患者に不利益を与える専門医を"名ばかり
専門医"と呼んで信用していません．わが国には，こういう専門医
が今でも少なくないようです．にもかかわらず専門医でないと雇用
しない体裁だけの医療機関があります．医師が忖度すべき相手は，
患者だけです．名ばかり専門医を雇用するのは，体裁だけで客寄せ
ができると患者をばかにしているのでしょうね．一般的な患者とそ
の家族は専門知識がなくても，医師の虚実・良し悪しを見破ります．
確かに，中にはモンスターペイシェントもいますが…（苦笑）．

薬剤で悪化したパーキンソン病
紹介医に忖度し患者とその家族に恨まれた専門医

紹介元の医師に忖度する愚かさ

　CASE6 のように薬剤の副作用の可能性を考慮せずに，漫然と紹介元の医師の処方を継続して，患者の病状を悪化させてしまう愚かさは排除しなければなりません．

　ある病院の整形外科に別の精神科病院から紹介されてきた患者には糖尿病がありました．その患者には，糖尿病には禁忌であるクエアチピンが処方されていました．受け入れ先の整形外科医は糖尿病について内科に併診を依頼しました．

　引き受けた内科医は，クエアチピンが糖尿病に禁忌であることをカルテに明記して，クエチアピンを中止しました．すると糖尿病についてもクエチアピンについても知識が十分ではない整形外科医が「紹介元の処方は何があっても変更しないでください」とカルテに書きました．すると内科医は「クエチアピンは糖尿病には禁忌であり，著しい高血糖を生じた症例も報告されており，当院入院中には当院が主管するため，そのような有害事象が生じれば，当院の責任になります．紹介元の医師に忖度して，処方を変更しないのであれば，当科としては責任を担保した診療は行えませんので，この患者の併診はお断りします．今後は，一切の関与はいたしません．すべて貴科にてご対応ください」とカルテに記入したそうです．私は，その内科医の考え方を支持します．

　クエチアピンは糖尿病患者のすべてに著しい高血糖をもたらすわけではないため，精神科医の中にはまったく頓着せずに糖尿病患者にクエチアピンを処方してしまう医師もいますし，先輩医師が処方しているのを見て，添付文書も見ずに処方する若い医師もいます．

　そのため，クエチアピンの添付文書の冒頭に明確に「本剤は糖尿病および糖尿病の既往がある患者には禁忌であり，投与しないように」と記載されていますが，それさえ見ていない医師が少なからず実在します．

中には某医療系サイトの掲示板に「クエチアピンって糖尿病に禁忌だというのは大げさで，実際に投与しても何も起こらないから，処方してもいいじゃないですか？　慎重すぎてこんな有用な薬を処方しないほうが，どうかしていませんか？」などと書き込んで，他の複数の利用者から有害であるというエビデンスをあげられて，批難が集中し袋叩きにされていたのを見たことがあります．

こういうおばかな書き込みをする精神科医とクエチアピンを糖尿病患者に処方する医師は同じレベルです．そんな医師に忖度する医師は，さらに愚かでしかありません．

なお，オランザピンも高血糖を引き起こし得るため，糖尿病や糖尿病の既往がある患者には禁忌です．薬剤は，適応症と禁忌を必ずきちんと理解して処方しなければなりません．

患者の紹介元の医師の診断や処方を尊重しつつも，それを鵜呑みにすることなく，常に正しいかどうか確かめながら診療を行うべきです．周囲に疑義を呈する同僚がいても，その意見を無視することは，紹介元の医師に対する愚かな忖度にすぎません．

また，紹介先に処方を変更されて立腹するようでは，まっとうな医師とはいえません．紹介先の医師が，どういう理由と経緯で処方変更をしたのかを知り，謙虚な姿勢で学ぼうとする態度を維持することが大切でしょう．

自分の根拠に乏しい自信やプライドを優先するのではなく，診断や治療については患者に正しい形で忖度することも医師の職責ではないでしょうか？

誤診でポリファーマシー
3つの医療機関で総計30種類超え

症 例

86 歳の男性. 83歳時に肺がんになり，術後の経過は順調で
あったが，再発に対する不安を理由に頻繁にかかりつけ
の内科クリニックを受診していた. 85歳になって間もなく不眠症，
食欲不振を理由にメンタルクリニックを紹介され，老人性うつ病と
して加療が開始された. しかし，半年を経過しても改善せず，さま
ざまな症状を理由に複数の医療機関を受診し，86歳時に当院に医
療相談を目的に受診したときには18種類の薬剤処方されており，
完全なポリファーマシーの状態にあった.

処 方

高血圧と食欲不振を主な理由に受診していた内科の処方：計10剤
1）アムバロ　1T　フルイトラン®1T
　　エンレスト®　200mg　1T　分1朝食後
2）カルベジロール　10mg　1T
　　アムロジピンOD　5mg　1T　分1夕食後
3）ニフェジピン　5mg　1T　分1眠前
4）その他（胃粘膜保護薬，ビタミン剤など4種類）

内科から紹介されたメンタルクリニックの処方：計5剤

1) エビリファイ®　3 mg　0.5 T　1日1回　眠前

2) デパケン® R　100 mg　1 T　1日1回　夕食後

3) レキソタン®　2 mg　2 T　1日2回　朝・夕食後

4) ワイパックス®　0.5 mg　1 T　1日2回　朝・夕食後

5) アモバン　1 T　分1眠前

耳鼻咽喉科の処方：計3剤

1) ツムラ小青竜湯　3包　分3毎食前

2) クラリスロマイシン 200 mg　1錠　分1（眠前）

3) ムコソルバン®　15 mg　3 T　分3毎食後

DQN 解説

　この患者は，食欲不振を主訴に受診してきたのですが，本人に対する問診から「食事をするとよくむせるので，食欲がなくなる」という話を聞き出すことができました．そして「食事をしていないので，食後に飲むべき薬を飲まずに処分していた」という事実も判明しました．内科でもメンタルクリニックでも，処方した薬剤の効果が不十分だという判断で，次々と薬剤が単純に追加されていたと考えられ，それが謎処方としか表現しようがない処方につながったものと思われます．降圧薬も向精神薬も処方内容があまりにも DQN すぎて，調剤薬局はなんの機能もはたしていなかったとしか考えられず，"医薬分業による医薬品の適正使用の推進という話は，体裁にすぎない"としか思えない状況だと言ってよいのではないでしょうか？

　これだけの降圧剤をまともに併用すれば，低血圧が起きて，めま

いや立ちくらみが起きて当然だと思われます．向精神薬の副作用も高齢者でなくても出て不思議はないのではないかと思われます．誤診以前に，患者や家族の話を聞くだけで，診察や検査でその話の内容を検証せずに処方したことが，後から家族の話でわかりました．

　当院での問診と診察の結果，嚥下障害と歩行障害があり，ときに動作が緩慢になり，手足がこわばることを自覚することもあったことが判明しました．しかし，筋緊張の亢進はなく，手足を他動的に動かすと抵抗がありました．つまり，筋強剛を認めました．

　これらのことからパーキンソン病を疑い，すべての内服薬を中止し，入院で症状の変化を観察することにしました．誤嚥を生じる可能性があると考えられたので，本人の同意を得て経口摂取を一時的に中止し，数日間は末梢点滴で水分やビタミン剤，ブドウ糖やアミノ酸製剤を投与することにしました．すると入院から2日目に静止時振戦やジスキネジアが出現し，構音障害も認められました．

　小脳症状がないことを診察で確認してから頭部MRI検査を行い，他の中枢疾患の存在を否定し，総合的に考えてパーキンソン病であると診断しました[1]．

　当初はドパストン®を50 mg/回を1日2回静注しました．すると5日目から，嚥下障害と歩行障害が改善傾向を示したので，座位をとる練習からリハビリを開始しました．その後，本人や家族が驚くほど急速に症状は改善し，10日目からむせなく軟飯・軟菜食を全量摂取できるようになり，点滴を終了し内服薬（ネオドパストン®100 mg 5Cap〔朝・昼食後2Cap，夕食後1Cap〕）に完全に移行しました．その後も順調にリハビリを行い，ほぼ問題ない歩行が可能となり，すべての症状が完全に消失しましたので無事に退院となり，通院されています．

この症例を通してわかった重要なことは

1）高齢者は嚥下障害を"食欲がない"と表現することがある

2）食事を摂取しないと食後薬を服用せずにすませる患者が実在する

3）パーキンソンは詳細な問診で疑うことが可能で，診察しないとハッキリしない症状も隠れていることもある

4）嚥下障害はパーキンソン病の症状の一つであることもあり得る

ということです．

　これらを考慮しないで薬剤を追加しても，十分な治療効果がある疾患はありません．実際，この症例の高血圧は，パーキンソン病を治療して嚥下障害が改善してから降圧剤を開始したところ，カルベジロール 10 mg 1 T，アムロジピン OD 2.5 mg 1 T 分 1 朝食後，という処方で血圧 120〜110/75〜70 mmHg 程度と良好なコントロールが可能でした．

📖**文献**

1）橋本　浩：高齢者診療の基本．中外医学社，2022，pp188-200

芍薬甘草湯で心不全が悪化
偽性アルドステロン症は高齢者に多い

症例

75歳の女性．こむら返りの治療のため，以前入院していた某大学付属病院整形外科に約４カ月前から通院していたが，約１カ月前から下肢の浮腫と全身倦怠感，動悸を自覚するようになり，動作時呼吸困難とめまいを主訴に救急搬送された．

処方

ツムラ芍薬甘草湯　7.5ｇ　分3（毎食前）　90日分

DQN 解説

　こむら返りは，本来は腓腹筋の有痛性けいれんを意味しますが，広義では腓腹筋以外の筋肉の有痛性けいれんをこむら返りと表現されます．

　こむら返りは，夜間睡眠中に最も頻度が高く，日中の運動後や運動中や長時間の立ち仕事の後に生じることもあります．また，下痢や嘔吐，脱水症状などに伴うこともあります．つまり，筋肉の局所における循環障害によって生じる有痛性けいれんで，夜間に生じる

例では局所の冷えによる循環障害が原因となって生じていることが多いと考えられます.

　また運動ニューロン疾患,あるいは糖尿病や筋強直性ジストロフィーのような神経筋疾患でもこむら返りが起こり得ます.カルシウム拮抗薬やβ遮断薬などの降圧薬の他,高脂血症治療薬(HMG-CoA還元酵素阻害薬),フィブラート系薬などもこむら返りを起こし得る薬剤として知られています.

　こむら返りに有効であることが知られている西洋薬は,現時点ではありません.こむら返りの痛みも緩和に有効であることが知られ,エビデンスがある薬剤が,漢方薬の芍薬甘草湯(シャクヤクカンゾウトウ)だけです.

　芍薬甘草湯は,骨格筋由来の急激な疼痛のほか,消化管などの平滑筋由来の急激な疼痛にも有効であり,患者の体力や証にかかわらず使用できるという簡便性を理由に比較的よく処方されているようですが,疼痛を軽減するために頓服として処方する薬剤であり,レギュラーユースにより筋肉由来の疼痛を予防する効果があるというエビデンスはありません.

　それにもかかわらず,予防効果があるなどと正しくない情報がネットで医師を名乗る人物などによって流布されているほか,頓服で使うべき薬剤であることを明記していない薬剤情報を集めた信頼度が高いとはいえない医学書も少なくないためなのか,漢方薬に関する知識があまりないと思われる医師が長期処方している例がしばしばあり,芍薬甘草湯の副作用と考えられる慢性心不全の悪化や偽性アルドステロン症の症状を主訴に受診する患者や救急搬送される患者は少なくありません.

　特に65歳以上の高齢者に問題が生じる例が多いことが知られて

おり，基本的に1週間から2週間を超える連用は行うべきではないと考えられていますが，適切に処方すれば緩和ケアにおける疼痛対策にも使えます[1]．

　芍薬甘草湯は，その名の通り，芍薬と甘草だけで構成される最もシンプルな方剤（＝漢方処方）です．芍薬にも甘草にも鎮痛作用と鎮痙作用があり，これら2つの生薬を組み合わせることで強力な作用が得られるとみられています．芍薬甘草湯は，単剤としては頓服として服用するように考えられた方剤であり，患者の証あるいは体力を問わない方剤であるとされており，他の多くの方剤との併用も可能であるとされています．

　例えば，イライラや手足の冷えや肩こりがある体力中等度の人に処方される四逆散（シギャクサン）と併用して，筋痛を緩和しようとする場合にも使用されます．冷えると四肢の強い疼痛あるいは下腹部痛や腰痛を自覚する場合には当帰四逆加呉茱萸生姜湯（トウキシギャクカゴシュユショウキョウトウ）が用いられます．

　四君子湯（シクンシトウ），および，四君子湯に半夏と陳皮を加えた六君子湯（リックンシトウ）は，体力が比較的低下した人の手足の冷えやめまい，食欲不振，胃もたれ感などに使われますが，そういう人にこむら返りがある場合にも芍薬甘草湯を一時的連用または頓服として併用することがあります．

　併用する場合には，こむら返りの予防薬としては，芍薬甘草湯ではなく，併用する他の処方（つまり，四逆散や四君子湯，六君子湯など）を処方するほうが適しています．

　芍薬甘草湯は，こむら返りのほかに，胃痛，腹痛，下肢痛，関節痛あるいは，胆石症や尿路結石の疝痛などにも用いられることがあります．江戸時代のお姫様は持病の癪（胆石症の疝痛）の特効薬と

して芍薬甘草湯を丸薬にして印籠に入れて携帯していたという史実が，昭和の時代劇作品にしばしば使われていました．

　時代劇のお姫様は，たいていの場合，色白でふくよかな美人でした．胆石症が多いタイプの女性のイメージが描かれていたというわけです．

　今の健康保険適用は，「急激に起こる筋肉のけいれんを伴う疼痛，筋肉・関節痛，胃痛，腹痛」となっています（ツムラ芍薬甘草湯エキス顆粒医療用の場合）が，"その予防"という文言はありません．

　この方剤に関する薬理学的な基礎研究では筋収縮の抑制作用，子宮筋収縮の抑制作用が報告されており，臨床的研究では月経困難症，血液透析に伴うけいれん，胸郭出口症候群，抗がん剤（パクリタキセル）による筋肉痛・関節痛に対する有効性が報告されています[2]．

　芍薬甘草湯は，間質性肺炎や低カリウム血症を示す偽アルドステロン症あるいはミオパチーを生じることがあり，高齢者や長期投与例では特に注意が必要です．うっ血性心不全，心房細動，トルサデポアン（Torsades de Pointes）を含む心室頻拍などを生じることも少なくなく，症例の患者さんもうっ血性心不全，心室頻拍，低カリウム血症，めまいを生じていたことが考えられ，芍薬甘草湯を中止し，利尿剤の投与や電解質補正を行うことで改善しました．他にも肝機能障害や黄疸を生じる症例や悪心，嘔吐あるいは下痢や甘草に対するアレルギーによる掻痒，発赤，発疹などを認める症例もあり得ます．

　電解質異常や肝機能障害，うっ血性心不全による下肢の浮腫などは比較的頻度が高く，これらの症状に注意することなく漫然と長期投与することは DQN そのものですが，実際の臨床ではしばしば

30 日処方や 90 日処方が検査もなしに知識がない医師によって行われています．こういう恥ずかしい処方は止めましょう．1 日 1 回の投与でも 20〜50 日以上の連用でじわじわと高血圧が悪化してくる高齢者もいます．きちんとフォローしないといけません．

　なお，しもやけの薬として知られる当帰四逆加呉茱萸生姜湯は，こむら返りの予防効果があるほか，冷えによる下半身の痛みや下痢・腹痛だけではなく，肩関節痛や上肢の筋肉痛にも効果があります．しかし，味がとても苦いのが数少ない難点かもしれません．

📖文献
1) 橋本　浩：西洋医学の現場で実践に役立つ漢方治療　小児から高齢者まで　和洋折衷でいこう！．シービーアール，2022，p233
2) 飯塚　晃，吉江文彦：基礎からわかる漢方の服薬指導．ナツメ社，2015，p213

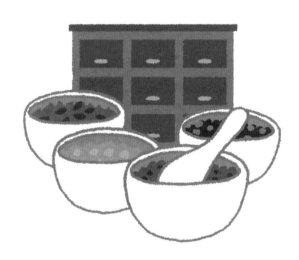

DQN

成人編 CASE**9**

鎮痛薬リリカで痛い目にあう
腎機能を考えないで処方してはいけない

症 例

75歳の男性．45歳時に検診で高血糖を指摘されたことを契機に2型糖尿病と診断され，近医にて加療を受けてきたが，数年前から下肢の感覚鈍麻を自覚するようになり，数カ月前から両下肢の疼痛が次第に強くなり，最初はアセトアミノフェンで軽快していたが，ロキソプロフェンなどでも効果を感じることがなくなり，リリカ®（プレガバリン）の処方を受けたところ，疼痛が軽快した．しかし，リリカ®開始から，4～5日経過した時点で，自宅内で数回転倒を繰り返し，リリカ®開始から7日目に家族が傾眠傾向に気づき，本人に同伴して来院した．

処 方

リリカ®　150 mg　分2（朝・夕食後）　14日分

DQN 解 説

　プレガバリン（リリカ®）の代表的な副作用は，めまいであり，20%以上に認められるとされています．めまいはふらつきと表現

したほうがより適しているのかもしれませんが，次いで多いとされるのが傾眠です．高齢者は腎機能低下例が少なくなく，糖尿病患者では糖尿病腎症が進行している例が多く，投与量には注意が必要です．

　腎機能が正常な場合でも，めまいやふらつきを自覚する患者はいますし，高齢者は特に多い傾向があります．

　eGFR が 60〜30 以上なら，プレガバリンの初期投与量は 75 mg/日・分 1〜分 3，1 週間以上間隔をおいて 25 mg/日ずつ投与量を増やし，必要最小量を維持量とすることが安全です．

　副作用が認められた場合は，すみやかに中止または減量すべきです．腎機能が正常な場合の維持量は，150〜300 mg/日・分 1〜分 2 だとされています．

　eGFR が 30〜15 の場合は，初期投与量は 25〜50 mg/日・分 1〜2，維持量は 75〜150 mg/日・分 1〜分 2 が一般的です．

　eGFR が 15 未満では，初期量は 25 mg/日・分 1，維持量は 25〜75 mg/日・分 1 とされていますが，めまいやふらつきをできるだけ回避するためには，1 日 25 mg，最大 1 日 50 mg が望ましいようです．

　本剤によるめまいや傾眠傾向による転倒リスクが高く，他の要因による転倒リスクがもともと高い症例には腎機能に問題がなくても本剤の使用は回避したほうがよいと考えられます．

　痛みを止めればいいのだろうとばかりに，どんとたくさん処方してはいけません．

COLUMN DQN な診療情報提供書と病棟指示：持参薬の取り扱い

　数年前，ある病院の土曜日の当直のアルバイトに行ったときのことです．救急外来患者の診察記録を電子カルテに入力し終えた直後に病棟の看護師から内線電話がかかってきました．「入院患者の持参薬が切れるので，処方してほしい」という話でしたので，電子カルテの処方機能でその薬剤を入力すると「当院の採用なし」と表示され，処方せんは作成できませんでした．そのことを看護師に伝えると「持参薬に関する指示が出ていなくて困っています」とのことでした．1～2日前に入院した患者なら，薬剤師との確認連絡が遅れて持参薬が切れてしまうことはあり得ることですが，10日も前に入院している患者なのに，その患者のカルテには主治医の記載がまったくありませんでした．思わず，「なんじゃこりゃ？」と言ってしまいました．そして看護師に「この薬は亜鉛欠乏症の薬で2～3日飲まなくても普通は問題ありません．月曜日にでも主治医に確認して，指示を受けてください」と言い直したという次第です．

　入院から10日経っていても持参薬の確認もしていない，指示をしていないなんて，主治医としてどうかしていますが，その病院はかなり怪しい病院で，常勤医に問題があってもアルバイト医師に責任を転化して，そのアルバイト医師には本当のことは言わずに再雇用しなくなるという病院でした．

　私の顔なじみの若い医師もいつのまにか来なくなった例もあり，私もその翌月からバイトの募集に応募しなくなりました．

　さて，本題に戻りましょう．

　他の医療機関から紹介を受けてやって来た患者の病名と内服薬に整合性がないことって少なくありませんか？　紹介医師が服薬内容を把握しないで，"前医が処方していたから継続で"処方している薬剤が多ければ多いほど，そのような謎処方が増える傾向にあります．つまり，忖度する必要がない相手に忖度した結果，自分を辱める処方をしてい

DQN な診療情報提供書と病棟指示：
持参薬の取り扱い

る迷医が多いのです．そのため，最悪の場合は DQN な診療情報提供書が届くことになるわけですね．

　私は，そういう場合，患者をできるだけ短期間で評価して，持参薬の継続が必要かどうかを吟味します．そして，不要だと判断した持参薬をばっさり中止します．必要が生じれば再開すればいいのであって，患者やその家族には「もうよくなっていると考えられるので，いったんは止めましょう．副作用のない薬はなく，飲まずにすむなら，それにこしたことはありません．必要になれば，また再開しましょうね」と伝えます．これで文句を言う患者とその家族はまずいません．いるとすれば，精神的に問題を抱えている例だけで，それはそれで適切な対応を考えることになります．特に高齢者で持参薬にこだわる場合は認知症を疑って，スクリーニング検査はすべきでしょう．とはいっても，ほとんどの場合，患者やその家族の話をしっかり傾聴し，共感したうえで説得すればクリアできます．本物の精神疾患患者以外は，それで休薬もしくは中止できなかった例はありません．

　もちろん，すぐに中止することで悪影響が出る可能性のある薬剤は，経過をみながら慎重に減量・中止をしていく必要[1]があります．また，診療情報提供書に病名がなくても，記載されている内容や付随して送られてくる看護記録やリハビリ記録あるいは家族の話から病名や処方理由が推測できる場合もありますから，紹介元の医療機関から届いた文章をしっかり読みましょう．

📖文献
1）松原友康，他（編）：病棟指示と頻用薬の使い方　決定版．羊土社，2023，pp134-135

腹痛にブスコパン® もほどほどに
乱用による薬剤性腸管麻痺で激しい腹痛

症 例

45歳の男性．下痢と腹痛にて近医を受診し，整腸剤とブスコパン® の処方を受けた．当初はブスコパン® 1 錠の頓用にて腹痛は軽快したが，2 日目から腹痛が強まり，1 日に 3 回計 6 錠のブスコパン® を内服したが，さらに腹痛が強まり，昼食後約 4 時間して強い嘔気を感じたことから，救急搬送依頼を行い，当院を受診した．腹部 CT にて胃および十二指腸内に 4 時間半前に食べた "うどん" が描出された（図 1）．

処 方

1）エンテロノン® R　3 T
　　ナウゼリン® 錠　10 mg　3 T　毎食後　5 日分
2）ブスコパン® 錠　10 mg　腹痛時　1 回 1 錠　20 回分

DQN 解 説

すでに書いたようにナウゼリン® は食前投与です．エンテロノン® R も食前投与であり，成人量は 6 錠/日です．この薬剤も小柄な

お年寄りの薬用量なら，理解できなくもありませんが，本気で効果を狙っているとは解釈できません．

ブスコパン®（ブチルスコポラミン）は，腹部中腔臓器平滑筋のM$_3$拮抗薬であり，消化管や胆道，泌尿器，女性器などのけいれん抑制（痙縮抑制）作用がある抗コリン薬であり，緑内障や排尿障害がある患者には禁忌です．鼻閉が生じることもあり得ます．羞明や口渇は注射製剤でよくみられる副作用ですね．

ブスコパン® を常用する場合は，1回1錠，1日3回が基本ですが，長期投与はできる限り控えるべきでしょう．激しい腹痛などに対して頓用で処方されることが多く，1回1〜2錠（10または20 mg）で10 mg/回なら1日3〜5回までとし，5〜6時間以上の服用間隔をおくことが望ましいと思われます．20 mg/回なら，8時間以上の服用間隔をおいて1日3回を限度にすべきであろうと考えます．この患者は腹痛時の頓服として処方されていましたが，服用間隔や1回服用量を指導された記憶が，患者の記憶には定かではなく，患者自身は腹痛時なら，いつでも痛みの強さに応じて1錠か2錠を服用してもよいと解釈していたことがわかりました．もちろん，便秘の原因になるとは知らされていませんでした．この患者の腹部は，当院受診時には著しい膨満が認められ，打診では患者自身が驚くほど明瞭な鼓音が認められ，腹部CTでは胃や十二指腸の内部にミミズのような“うどん”の陰影が認められました（図1）．

薬剤による麻痺性イレウスと考えられる状況でしたから，入院のうえ，点滴で利尿を確保し，アセトアミノフェン製剤（アセリオ®）の点滴で腹痛を軽減させ，排便や排ガスが認められ，腹部膨満や鼓音が軽快するまで経過観察しました．これらの所見や症状が改善してから，軟便が排泄されたので，退院して外来通院による経過観察

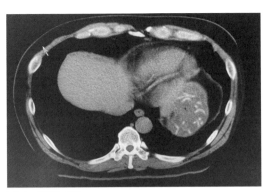

図1　腹部 CT

を行い，3〜4日で正常便が排泄されるようになりました.

　頓用の処方をする場合は，

　1）どんなときに服用するのか明確に示す

　2）服用する薬用量や服用間隔を含む服用方法を明確に示す

　ことが大切です.「必要時，1回1錠」などとしてしまうと，どんなときが必要なのか理解できない患者，あるいは，医師や薬剤師の説明を記憶していない患者が必ずいると考えるべきです.

　オニマツさんに叱られないように曖昧な表現は処方せんに記載してはなりません. また，処方した後のフォローアップも大切[1]です.

　それにしても，成人の薬用量を知らない内科医や外科医って意外と多いようですね. 正直言って驚愕でした.

　なお，イレウスが考えられる症例には，ブチルスコポラミンもメトクロプラミドもドンペリドンも処方すると悪化する可能性があるので，処方を避けるべきですね.

📖文献

　1）國松淳和：オニマツ現る！　ぶった斬りダメ処方せん. 2021, 金原出版,
　　pp16-18

うっ血性心不全に末梢性アミノ酸製剤の点滴は禁忌
心不全を悪化させないために

症 例

90歳の男性，体重50 kg．アルツハイマー型認知症と脳梗塞後遺症および高血圧があり，ADL が低下し日常生活は全介助を要することから，高齢者福祉施設に入所していたが，1 週間前から食欲がなく，脱水症のために入院加療が行われたが，入院10日目に誤嚥性肺炎と慢性心不全の急性増悪により死亡した．

処 方

ソルデム® 3 A　500 mL×1 袋/日　末梢静脈点滴

パレプラス®　500 mL×1 袋/日　末梢静脈点滴

DQN 解 説

　経口摂取が不十分な患者に一時的（7〜10 日程度）な補助的栄養療法として，末梢静脈栄養法（peripheral parenteral nutrition：PPN）が行われます．PPN は，糖質，アミノ酸，脂肪などを補給することで体内の蛋白質の消耗を抑制することが可能であり，中心静脈栄養（total parenteral nutrition：TPN）よりも実施手技や管

理がしやすく，カテーテル穿刺・留置に伴うリスクや合併症が少なく，医師の指示・監督下において看護師にも実施可能な栄養法です．しかし，投与できるカロリーには限界があり，体重を考慮すると多くても 1,000〜1,200 kcal 程度であり，十分に食事摂取がとれない期間が 14 日を超える場合には TPN が採用されることが一般的です．

14 日を超えて PPN を継続するとかえって栄養状態が悪化する可能性があるとの指摘もあり，長期間の使用になるほど栄養評価をきちんと行う必要があります．

PPN が利用される場合は，2 つに大別され，1 つは食欲不振や軽度の意識障害などが原因で経口摂取が十分ではない場合であり，もう 1 つは比較的栄養状態はよいが経口摂取を回避したい手術の前後で栄養補給をしたい場合です．ブドウ糖やアミノ酸を含む製剤が PPN に使用され，糖質からのエネルギー酸性に必要な塩酸チアミン（ビタミン B_1）が添加されている製剤が複数発売されています．また，PPN や TPN の輸液製剤に追加投与するタイプの脂肪含有製剤も発売されています．

PPN の副作用は，悪心・嘔吐がときに認められること，胸部不快感や動悸を生じ得ること，製剤の浸透圧や pH の影響により血管痛や血管炎が生じ得ること，カリウムの過剰投与による高カリウム血症による心停止のリスクがあることなどです．また，副腎機能や腎機能に障害を与えることもあり，アンジオテンシン変換酵素阻害薬（ACE 阻害薬）や抗アルドステロン薬の作用を減じることもあり得るため，慎重な経過観察を要します．

例えば，体重 50 kg の患者の場合，アミノ酸加糖電解質液 2,000 mL と 20％脂肪乳剤 200 mL を一日に投与する場合，アミノ酸投与

量は 1.2 g/kg/日となり，比較的短期間の栄養投与方法としては有効だと考えられ，エネルギー投与量は 24.8 kcal/kg/日となり，栄養状態の維持を目的とした栄養方法としては有効な処方と考えられます．しかし，体重 50 kg であれば，輸液量は 2,400 mL/日なら 44 mL/kg/日であり，心不全がない患者でも輸液過剰によるうっ血性心不全を発症する可能性があり，心不全徴候の出現や電解質異常などに注意する必要があります．

　症例の 90 歳の男性は入院前日の慢性心不全リスク検査（ヒト脳性ナトリウム利尿ペプチド前駆体 N 端フラグメント：NT-ProBNP）は 700 pg/mL であり，入院 10 日目の死亡の数時間前（入院時の翌月になっていたため健康保険適用月 1 回に抵触しないため検査実施）の NT-ProBNP は 1,200 pg/mL まで上昇していました．1,500 mL/日（30 mL/kg/日，体重 50 kg）でも，明らかなうっ血性心不全がある症例では，PPN は禁忌とされています．うっ血性心不全がある症例では，PPN は循環血液量を増すことが少なくなく，心不全を増悪させることがあるからであり，ここで紹介した症例も，四肢の浮腫が顕著となり，血圧が低下し，エコー上でも心機能の低下が認められました．

　その他の禁忌として，高度肝機能障害，肝性昏睡，高度腎機能障害，乏尿がある患者，高乳酸血症など高度アシドーシス，高カリウム血症あるいは高カルシウム血症，アミノ酸代謝異常がある患者，血友病や高度の血液凝固障害がある患者，ケトーシスなどのアシドーシスを認める糖尿病患者，高度の高脂血症がある患者，輸液製剤の成分に過敏症がある患者などが挙げられます．

　ベテランで指導医の資格がある医師でも，こういうことを知らない医師がいる場合があり，驚いた経験があるため，本書で紹介する

ことにしたというわけです.

　なお，イントラリポス®やエネフリード®のような末梢静脈から投与できる脂肪含有製剤も同様の注意が必要ですが，さらに血栓や塞栓を形成する可能性があることにも留意すべきでしょう.

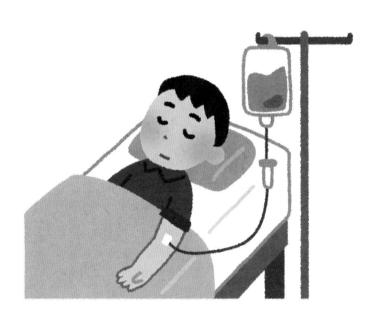

頻脈にワソラン® 投与は
いつでも正しいか？
禁忌もあることに注意

症例

90歳の女性で，脳梗塞後遺症，高血圧，慢性心不全にて入院中に 140〜160/分の上室性頻脈が持続するため，当直医によりワソラン®（ベラパミル）の点滴投与が実施された．その結果，上室性頻脈は観察されなくなったが，数時間後から突然に徐脈（40〜50/分）が観察され，四肢に冷感を伴うチアノーゼが出現し，酸素飽和度（SpO$_2$）＝89%であったことから，酸素吸入が開始された．しかし，その約2時間後に心停止を生じ，事前に本人と家族から延命治療を望まないとの申し出があったことから，蘇生術などの治療は行わず，家族の来院を待って死亡確認が行われた．

処方

ワソラン®　1A

ブドウ糖　20 mL　1A　混合して5分ぐらいで IV

DQN 解説

成人では，心拍数が 60 未満は徐脈，100 以上は頻脈です．救急

の現場では，徐脈あるいは頻脈がある患者に対しては，まず血行動態が安定しているのか，それとも不安定なのかを判断する必要があります．徐脈でも頻脈でも，循環動態が安定しているか否かを判断する方法は同じです．つまり，徐脈や頻脈によって十分な心拍出量が得られているかどうかを自覚症状や他覚所見から判断します．

　重要かつわかりやすい自覚症状は，呼吸困難の有無および胸痛です．意識障害は軽度～中等度のうちは自覚症状ですが，重度になると他覚所見になります．つまり，他覚所見としては，ショック症状，うっ血性心不全の徴候が重要です．ショック症状は意識レベルの低下，血圧低下のほか，皮膚の冷感や湿潤が大切であり，血圧低下がなくてもこれらの皮膚所見があれば，ショックを考えておく必要があります．うっ血性心不全の所見では，頻呼吸，息切れ，頸静脈怒張，湿性ラ音の聴取の有無に注意します．

　頻脈の場合，心拍数が 150/分未満の症例では血行動態が不安定な症例は少なく，ベラパミル（ワソラン®）のような抗不整脈薬を投与することで改善が期待できます．脱水や出血があり，循環血漿量が不足している場合は，まず生理食塩水や代用血漿製剤を 500 mL 程度急速点滴投与して循環動態を改善させると改善傾向が認められます．改善傾向が確認できれば，輸液過剰にならないように輸液量や速度の再調整を行います．発熱や食欲不振などの経過中も脱水を起こしやすいので注意が必要です．

　血行動態の評価を自覚症状や身体所見だけで把握することが難しいと判断した場合には，12 誘導心電図を記録し，心臓エコー検査を行います．心臓エコーで左室駆出率が 40％未満であれば，心機能障害があると判定し，血行動態が悪化していると考えます．

　ショックやうっ血性心不全があり，脱水や出血がない場合には，

頻脈にワソラン®投与はいつでも正しいか？
禁忌もあることに注意

電気的カルディオバージョン（同期電気ショック）を選択し，これらに該当せず血行動態が安定していると判断できる場合には抗不整脈薬の投与を選択します．抗不整脈薬が無効な場合は同期電気ショックを行います．

　抗不整脈薬は多数あり，頻脈の種類（上室性，心室性）に応じて薬剤を選択します．上室性頻脈に対しては，β遮断薬やカルシウム拮抗薬が第一選択薬です．ベラパミル（ワソラン®）は，カルシウム拮抗薬であり，上室性頻脈には有効ですが，心室性頻脈には効果がありません．この薬剤は WPW（Wolff-Parkinson-White）症候群やうっ血性心不全には禁忌です．なお，この薬剤は心機能低下が軽度の場合には，慎重投与とされています．症例の場合は高度うっ血性心不全でした．

　これらの治療を行った後に，もう一度血行動態の評価を行い，次の対応を考えることを忘れてはなりません．つまり，治療効果の評価を行うとともに抗不整脈薬の追加や変更，あるいは同期電気ショックの必要性を検討します．うまく治療できた場合は，患者の問題点を再検討するための精査を行い，その結果をもとに継続治療を考えるわけです．

　高齢者の頻脈の原因として，意外と脱水が多いことは覚えておくべきだと思います．

慢性心不全に長期間多種類の利尿薬を併用し電解質をチェックせず，心不全が悪化した症例

症例

90歳男性，認知症のため自宅療養が困難なため，新型コロナウイルス感染症（COVID-19）に罹患したことを理由に，COVID-19 が軽症でも周囲への感染拡大を防ぐべく社会的入院が必要と判断された．入院時スクリーニング検査で高カリウム血症（血清カリウム値 5.9 mEq/dL）および上室性頻脈が認められた．

処方

ハーフジゴキシン®　1T　分1 朝食後

セララ®　25 mg　2T　分1　朝食後

アゾセミド　30 mg　1T　分1　朝食後

サムスカ®OD　15 mg　1T　分1　朝食後

DQN 解説

　ループ利尿薬であるアゾセミド（ダイアート®）は，ナトリウムの腎糸球体のヘンレのループにおける再吸収を抑制し，血清ナトリウム濃度を低下させることにリンクして水の再吸収の抑制をするこ

とで尿量を増やします.

セララ®（エプレレノン）は，腎糸球の集合管および遠位尿細管でのナトリウム再吸収と水の再吸収を抑制し，尿量を増やすほか，同部位におけるカリウム排泄を抑制します.

サムスカ®（トルバプタン）は，集合管のバソプレシンV2受容体拮抗薬であり，同部における水の再吸収を阻害しますが，電解質の排泄を増やすことはないとされます．そして，低ナトリウム血症を改善する作用もあります.

血清ナトリウムの低下や腎血流量の低下などによりレニン分泌が刺激され，アルドステロンの分泌を促進し，カリウムと交換にナトリウムを体内に貯留させ，水も貯留させます．ナトリウムが貯留して浮腫も生じ得ます.

この患者に処方されていた3種類の利尿薬は，すべてこのシステムを阻害する薬剤であり，電解質異常を生じる危険性は常にあります.

心不全治療の際には電解質の確認は必須ですが，この症例には電解質濃度を確認する検査は1年間まったく行われていませんでした．漫然と多剤併用を行っていたという点で，血清ナトリウムは正常値でしたが，医原性高カリウム血症だといえる状況でした．薬剤を適正に使用するためには，関連する検査も適正に行う必要があることを知るべきです.

高カリウム血症は，重篤な不整脈を引き起こし致死的となることがあります．急性増悪の高カリウム血症，アシドーシスを合併している場合は，比較的低値でも心電図異常や不整脈を生じることがあります．利尿薬を使用する場合は，電解質のフォローは必須であると考えるべきです.

この症例では，COVID-19が高カリウム血症に関与した可能性を考えるために活用できるデータはなく，その関係はなんともいえませんが，他のいろいろな感染症でも二次的に高カリウム血症が合併することはあり得ます．

高カリウム血症は不整脈による心停止の危険性があり，低カリウム血症も致死的不整脈などの原因になります．

また，低カリウム血症は低マグネシウム血症を合併しやすいとされています．低マグネシウム血症は意識障害のほか，食欲不振や嘔気などの原因になり得ます．

COVID-19でなくても死亡リスクの高い高カリウム血症を見逃してはなりません．低ナトリウム血症も頭痛やけいれん，脳浮腫の原因になり，高ナトリウム血症はけいれんや昏睡を生じ得ます．

ちなみに高カリウム血症に対して不整脈を抑制する目的でカルシウムをしばしば投与しますが，これは血清カリウム値に影響はせず，心筋が興奮する閾値電位を上昇させることで高カリウム血症による心毒性を軽減する目的で投与を行います．高カリウム血症を改善するためには，利尿薬をフロセミドに変更したり，10%ブドウ糖500 mLにメイロン® 80 mLを加えたものを点滴したりする，あるいは50%ブドウ糖40 mLにヒューマリン® R 5単位を混合したものを点滴するなどの治療を行いますが，血糖値の変化や電解質の変化に注意し，心電図モニターを観察しながら治療を進めます．

DQN

II 成人編 CASE 13

125

慢性心不全に長期間多種類の利尿薬を併用し電解質をチェックせず，心不全が悪化した症例

　ポリファーマシーは思わぬ副作用が生じ得るだけでなく，薬物相互作用が関与して効果が増強または減弱が生じ，処方する医師にとって想定外の問題が起こることがあり得ます．また，薬剤管理の負担が増えることは医療者にとっても患者にとってもよいことではありません．

　ここでは，典型的なポリファーマシーの症例を紹介しておきます．患者は 88 歳の女性で，施設入所者です．10 日前から食事摂取がほぼないことで脱水症を生じたとして当院に紹介され，入院となりました．高血圧，心不全，慢性胃炎，便秘などの病名で，センノシドをはじめ，酸化マグネシウム，エンシュア®・H，アムロジピン® 5 mg 錠，タケキャブ®，ビソプロロールフマル酸塩 0.625 mg，アトルバスタチン，フェキソフェナジンを処方されていました．

　入院時の血圧は 86/45 mmHg と低く，肝機能正常，血清 BUN 30.2 mg/dL，血清 Cre 0.61 mg/dL と脱水が認められました．胸部 CT 所見と身体所見から慢性心不全があると考えられたため，持参薬のうちビソプロロールフマル酸塩 0.625 mg 1 錠 分 1 朝食後だけを残して，他はすべて服用を中止し，点滴 1,000 mL/日を投与しつつ，嚥下機能を評価して食事とトロミつきのお茶を提供することにしました．

　すると入院 2 日目の朝から食事摂取するようになり，飲水量も増え，入院 3 日間で点滴を終了しました．

　入院 4 日目から廃用症候群としてリハビリを開始し，入院 5 日目以降は毎食全量摂取するようになりました．

　この時点で血圧は 100/65 mmHg と安定しており，アムロジピン®の服用は不要でした．また，便秘はなく，胃部不快感や胸やけなどの自覚症状はなく，高脂血症を認めず，アレルギー症状も認められませんでした．

　筋力低下が認められ，リハビリを要したものの，認知症もごく軽度

であり，約2週間のリハビリを行ったところで，元気に退院となりました．

　病状の変化をきちんと把握することなく，前医の処方を漫然と繰り返し，食べないからとエンシュアを処方するという単純な対応が行われていたことが明らかな症例であったと考えます．こういうDQNな診療は日本各地に共通に観察できるようです．

　5剤以上の薬剤を内服している65歳以上の高齢者を対象とした減薬の効果を検討したRTC[1]では，一定の基準とそれに準拠した方法により薬剤師，医師，看護師からなるチームで減薬を行ったところ，転倒リスクには影響がなかったものの，入院リスクが明らかに改善したと報告されています．

📖文献

1) Kua CH, YeO CYY, Tan PC, et al：Association of Deprescribing With Reduction in Mortality and Hospitalization：A Pragmatic Stepped-Wedge Cluster-Randomized Controlled Trial. J Am Med Dir Assoc 22：82-89, 2021

少なくないポリファーマシー

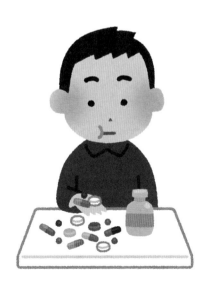

便秘薬を服用したら，下痢が激しく
腹痛が治まりません
第一選択薬にしてよい便秘薬とは？

症 例

70歳の男性．自病はなく健康に自信はあったが，半年くらい前から便秘を理由に近医で下剤をもらって服用したが改善せず，これまでに複数の便秘薬の処方を受けた．しかし，すっきりと排便できた気持ちになれることはなかった．数日前から腹痛が強まり，近医にて便秘薬を追加してもらった．3日前の朝に新しく処方された便秘薬を処方した医師の指示通りに他の便秘薬と一緒に服用したところ，その夜から下痢が激しくなり，腹痛もあり，今朝からの我慢できない腹痛を理由に当院・内科を初診として受診した．

処 方

1) マグミット® 500 mg 2T 分2朝・夕の食後 14日分

2) エンテロノン® R 3T 分3 毎食後 14日分

3) アミティーザ® 24 μg 1Cap 分1 朝食後 14日分

4) センノシド 12 mg 1T 分1 寝る前 14日分

5) リンゼス® 2Cap 分1朝食の直前 14日分

DQN 解説

酸化マグネシウム製剤であるマグミット®は副作用が少なく作用が比較的穏やかだというイメージがあるらしく，障害児や高齢者にも比較的よく選択されますが，効きがいまひとつよくないと感じる患者さんは少なくありません．実際のところ，1日1,500 mgまで増量しても頓服薬を併用している患者さんをよく見かけます．この症例では増量はしないで，次々に薬剤を足し続けたようです．

しかも，食前薬に服用すべきエンテロノン® R（耐性乳酸菌製剤）を7〜8歳の子どもの薬用量で食後に処方していますが，抗生剤は処方されていません．普通にビオフェルミン®配合剤（ビフィズス菌製剤）やビオスリー®（酪酸菌製剤）やミヤ BM®（酪酸菌の一種ミヤイリ菌製剤）では，ダメなのでしょうか？

アミティーザ®（ルビプロストン）は，内服を始めたころは嘔気や嘔吐が生じやすいとされているので，1日2回朝夕食後ではなく，1日1回から始めたのでしょうが，ずっと1日1回って意味不明ですね．この薬剤は急激に効果を発揮するというよりじっくり効いていくタイプであり，「漢方薬のように時間をかけて効果を発揮する」と表現する医師もいますが，それは間違いであって便秘に対する漢方薬は，適正に処方すれば，しばしば即効性を発揮します．

センノシドは，腸粘膜を刺激して大腸の蠕動運動を刺激し，腸管からの水分の分泌を亢進させます．機序が異なりますが，この部分はアミティーザ®と同様の作用があると考えていいでしょう．連用により効果が減弱することが知られており，基本的に頓用で使われます．

リンゼス®（リナクロチド）は，腸管からの水分分泌を促進し便

を軟らかくし，大腸の蠕動運動を改善し，腸管の蠕動に伴う腹痛を軽減させるとされる薬剤ですが食事の直前に服用しなければ，しばしば下痢を生じます．しかも，内服量の調整が難しく，少量でも軟便が続く場合があり得ます．

　また，グーフィス®（エロビキシバット）も食前投与しないと軟便や下痢の原因になり得ます．

　この症例では便秘薬が5剤も処方されており，ポリファーマシー以外のなんでもなく，しかも各薬剤の用量も適切だとは言えません．これだけ併用すれば，下痢をしても不思議ではありません．もちろん，これで下痢が起きないだけではなく，便秘がまったく改善しないのであれば，薬剤の選び方がまったくダメだったということになります．

　いずれにしてもこの症例における便秘治療は失敗だと判断してよいと思います．

　この男性は70歳ですが持病もなく，もともと健康に自信があったというだけあって，同年齢の多くの男性よりも，がっちり体型で筋肉質な印象がある見た目に丈夫そうな体格をされていました．

　そこで，まずすべての服薬を中止し，ツムラ五苓散（ゴレイサン）2.5 g/包　1日3包　分3（毎食前）を5日間内服させて，その後も経過観察しました．五苓散内服中に腹痛や下痢は改善し，服用終了から7日間は便秘も下痢もありませんでしたが，その後は便秘が出現し，10日目からは腹部膨満感が出現し，14日目に腹痛がつらいと再診されました．

　虚弱なタイプではなかったので，ツムラ麻子仁丸（マシニンガン）2.5/包　1日3包　分3（毎食前）を開始したところ，初日は2包服用され，2日目の朝に排便があり，その後も毎日1回の排便があ

り，「しっかり出た感覚が得られる．この薬はすごい！」と喜ばれま
した．その後，1カ月は1日3回服用されていましたが，この漢方
薬には依存性や連用による効果の減弱がないので，自分の排便に対
する感覚に応じて，1日1回か2回の服用あるいは休薬を自分で決
めて継続服用してもらうことにしましたが，その3年後に脳梗塞で
入院されるまでは便秘に関する問題は生じなかった，とのことでし
た．

　実は，別の高齢男性で，リンゼス®を服用していて軟便が持続し
ているにもかかわらず，すっきり排便ができない，腹部膨満感があ
ると言ってセンノシドや酸化マグネシウム製剤を自己管理で連用し
ている患者に遭遇したことがあります．この患者は，十分な効果が
得られていないリンゼス®にかなりの執着を示し，合計4種類の便
秘薬を併用しておきながら“リンゼス®を服用させてくれないから
餓死するまで食べない”と言い放ってハンガーストライキをするよ
うな人物でしたが，本人に確認すると便秘薬を4種類併用している
という自覚はなく，長谷川式認知症スケール（HDS-R）の実施によ
り明らかな認知機能障害の存在が確認できました．排便のために薬
剤に固執する，あるいは，すっきりした排便にこだわる患者であれ
ば，認知機能障害を疑うべき[1,2]だという話は正しいと思います．

　なお，麻子仁丸は虚弱体質の患者や体力が低下した患者，つまり，
虚証の患者に向いている漢方薬であり，特に強い効果がある方剤で
はありませんが，さまざまな体質の高齢者の頑固な便秘には最適な
方剤です[1,2]．

　虚弱傾向が明らかな高齢者に3包分3で開始すると軟便や下痢に
なってしまうことがしばしばあります．ここで紹介した生来健康に
自信があった男性の場合は，3包分3で始めて良好でしたが，虚弱

II 成人編　CASE 14

131

便秘薬を服用したら、下痢が激しく腹痛が治まりません
第一選択薬にしてよい便秘薬とは？

な高齢者は1日1回から始めて，効果をみながら"1日1包分1朝食前"あるいは"2日以上排便がなかった場合に1日1回までの頓服"などと少量から始め，効果が適度に得られるところで量を一定にする，あるいは，便秘時には排便を観ながら1日1〜2回の範囲で介護者による調整を行うことにしてもよいと思います．

📖文献

1) 國松淳和：オニマツ現る！　ぶった斬りダメ処方せん．金原出版，2021，pp106-110
2) 橋本　浩：西洋医学の現場で実践に役立つ漢方治療―小児から高齢者まで和洋折衷でいこう！．シービーアール，2022，pp109-115

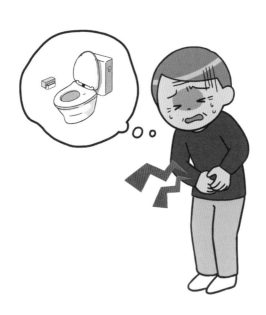

尿管結石の激しい痛みに座薬を使ったら喘息発作が出ました
座薬は吸収が早いぶん，ハイリスクです

症例

55歳の男性．20代後半から近医にて気管支喘息に対するβ刺激薬の吸入と抗アレルギー薬を処方されており，過去に数回の重症発作を繰り返し，ステロイド療法を受けた経験がある．数年前に感冒様症状にて薬店で購入した市販薬を内服し，喘息発作が出現したことがあり，以後は市販薬を服用しないようにしているとのことであった．夕方に過去に経験したことがない急激で強い腰痛に続き，肉眼的血尿を認め，救急搬送を依頼して他院の救急外来を受診し，検査の結果，右尿管結石との診断で，ロキソニン®60 mg錠とボルタレン®座薬50 mgの処方を受けた．薬を受け取って，すぐにロキソニン®1錠を内服し，約30分後にボルタレン®座薬1個を肛門に挿入した．その後，痛みが軽快し始めたと感じたころから咳が出現し，次第に強い咳と喘鳴を自覚するようになり，次第に強まる呼吸困難を生じたため，救急搬送依頼にて当院救急外来を受診した．

1) ロキソニン®　60 mg　1 錠　頓用　1 回 1 錠 5 回分
　　1 日 3 回まで　疼痛時

2) ボルタレン®　50 mg　1 個　頓服　1 回 1 個 5 回分
　　1 日 2 回まで　疼痛時

DQN 解説

　この症例は非ステロイド性抗炎症薬（NSAIDs）により誘発された喘息発作であると考えられ，アスピリン喘息患者には多くみられるため，薬歴やその副作用に関する問診などによる情報収集を行っておくことが大切です．

　小児と違って，成人喘息患者の 5〜10% にはアスピリン喘息患者が含まれる[1]ので，しっかり過去の鎮痛薬使用時の発作増悪の有無を確認しておく必要があります．

　この患者では，β刺激薬の吸入に加えステロイドの静注を行い，入院で経過をみました．約 7 日後には平素と同じ状態に戻り，退院としましたが，NSAIDs の内服および座薬あるいは貼付薬の使用をしないように指導しました．

　アスピリン喘息と呼ばれる現象はアスピリン® に対するアレルギー反応が原因で生じるのではありません．NSAIDs がもつ強いシクロオキシゲナーゼ（COX）-1 阻害作用に対する不耐症であると考えられています．

　アスピリン喘息がある患者はアスピリン® だけではなく，ほぼすべての NSAIDs によって喘息が誘発されます．アスピリン喘息がある患者はステロイドの一種であるコハク酸エステル型ステロイドで

も過敏症を生じることがあります．例えば，ソル・コーテフ®，サクシゾン®，水溶性プレドニン®，ソル・メドロール® などが，その代表的製剤です．

　この症例では，非コハク酸エステル型ステロイドであるプレドニゾロン（プレドニン®）を使用しました．これは水溶性プレドニン®（プレドニゾロンコハク酸エステルナトリウム）は異なるので注意が必要です．名前が似ているので，混同している医師や看護師が実際にいるようです．

　なお，文献[2]によると，アスピリン喘息患者の90％以上はミントの香りや練り歯磨き，香辛料によって喘息が悪化するとされ，85～90％以上の患者は，NSAIDsでアスピリン喘息を生じるとされており，副鼻腔炎や鼻茸を合併する割合も60％程度あるとされています．

　脳梗塞の再発予防にアスピリン® を使うことは多いと思いますが，アスピリン喘息には注意が必要です．

　また，心房細動がある患者に対する脳梗塞予防としてエリキュース® やリクシアナ®，イグザレルト® などのDOACあるいはNOACと呼ばれる抗血栓薬が使われることがありますが，弁膜症のある患者には禁忌なのに平然と処方しているDQNな医師も少なくありません．

📖**文献**
1) 宮地良樹，上田裕一，郡　義明，他（編）：頻用薬の落とし穴―何気ない処方に潜む罠．文光堂，2015, pp2-6
2) 谷口正美，他：講座ピットフォール　アスピリン喘息（NSAIDs過敏喘息）．呼吸 32（9）：850, 2013

Ⅱ
成人編
CASE
15

135

尿管結石の激しい痛みに座薬を使ったら喘息発作が出ました
座薬は吸収が早いぶん，ハイリスクです

急性腎盂腎炎から敗血症をきたし，DIC かと心配したら…
PPI 内服症例には血小板減少が起こり得ますが…

症 例

80歳の女性．逆流性食道炎との診断により 70 歳時からランソプラゾールを服用しているが，数日前から訪問診療で尿の混濁と発熱を認め，血液検査の結果は，WBC 12,000/μL，RBC 360×10^6，Plt 6.9×10^4，CRP 9.0 mg/dL であり，急性腎盂腎炎，敗血症および播種性血管内凝固症候群（DIC）の疑いとして訪問診療医から当院内科を紹介され，入院となった．入院時の体温 38.6℃，血圧 130/80 mmHg，心拍数 80/分，SpO$_2$＝98％であった．尿沈渣では，WBC＞100，硝子円柱，細菌多数を認めた．

処 方

1）スルペラゾン® 注　1 g×2 回/日　点滴　3 日分
2）ランソプラゾール錠　15 mg　1 日 1 回　14 日分

DQN 解 説

　明らかな発熱と検査所見からは，上記の診療情報提供書にあるように急性腎盂腎炎から敗血症を発症し，DIC を合併したようにみえ

ます．しかし，血小板が減少しているにもかかわらず，下肢にも他のどこにも身体に点状出血斑を認めることもなく，2回の便潜血反応検査の結果は陰性でした．

入院時の血液検査では，WBC 13,200/μL，RBC 380×10^6，Plt 10.2×10^4，CRP 9.6 mg/dL であり，採血を担当した看護師さんは"血管が細くて，針で刺すと内出血してしまう"と3度目で採血に成功したと話していました．

そこで，24 G の点滴針を留置し，血管から試験管に血液を自然滴下させる方法でクエン酸入りの黒キャップの採血管に血液を採取したところ，Plt 24.6×10^4 と正常値でした．

つまり，DIC による血小板数減少ではなく，エチレンジアミン四酢酸（EDTA）依存性偽性血小板減少でした．入院時の血液培養検査の結果が数日後に報告され，大腸菌が検出されたことがわかりましたが，そのときにはスルペラゾン® 点滴静注の継続投与で解熱しており，菌血症による発熱が関係していたことが判明し，肝機能や腎機能には異常はなく，菌血症であったと判断しました．

入院5日で急に食欲が出てきて食事を全量摂取でき，嚥下障害も認められませんでしたので，6日目から軟飯軟采食を提供しました．スルペラゾン® の点滴をオーグメンチン® の内服に変更して7日間経過をみましたが，問題なく経過しました．そして，廃用症候群として離床のためのリハビリテーションを1週間実施して，再発なく退院となりました．

つまり，この症例における血小板の減少は病的なものではありません．数字で慌てることなく，点状出血など出血の有無を確認することが大切です．

血小板減少が生じる病的な原因には，1）薬剤依存性（PPI，抗菌

薬，抗てんかん薬，抗血小板薬など）のほか，2）DIC に伴うもの，
3）ウイルス感染症などの感染症に伴うもの，4）がんの骨髄浸潤，
5）採血時における血小板の消費，などが考えられます．

　血小板減少に出血傾向がない場合には，患者の症状や他の異常所
見を検討し，何もない場合には EDTA 依存性偽性血小板減少症を考
えます．先天性血小板減少症もあり得ますが，それほど多くはあり
ません．何らかの症状や異常データがあれば，それらを基にどんな
疾患が原因なのかを考えるべきです．骨髄が血小板をつくる機能を
はたしているか，機能しているがつくれないのか，その両方に問題
があるのかどうか，を考えるべきです．白血病では骨髄が正常に造
血できないために貧血や血小板減少が生じます．骨髄異形成症候群
では，疾患のフェーズにより血小板の減少が起きるときも起きない
ときもあります．つまり，病態を把握することが診断の手がかりに
なると考えるべき[1]です．

　薬剤起因性血小板減少症（drug-induced thrombocytopenia：
DITP）は，原因になる薬剤の投与開始から 1〜3 週間程度で急速に
血小板が減少し，特発性血小板減少性紫斑病（idiopathic throm-
bocytopenic purpura：ITP）と誤診される例も少なくない[2]よう
です．薬剤に依存して抗血小板抗体が産生されて薬剤起因性血小板
減少が生じますが，原因になる薬剤を中止することで，1〜2 日で
血小板数の回復が確認できることから，急いでステロイドを処方す
べきではありません．

　DITP の原因になる代表的な薬剤がプロトンポンプ阻害薬（pro-
ton pump inhibitor：PPI）や H_2 ブロッカーや抗てんかん薬のカル
バマゼピンなどです．ただし，PPI が血小板減少の真の原因かどう
かは確定できない症例も多い[3]ようですが，PPI による DITP は ITP

に準じた治療をせざるを得ない症例もあり，注意が必要であることは，間違いないようです．

　なお，この症例でDQNなことは，PPIであるランソプラゾールが逆流性食道炎の症状がなくなってから，内視鏡による評価もなしに6年間以上も漫然と継続処方されていたことです．5年でも長すぎますが，前医が処方していたから，という理由で継続していたという単純な理由で漫然と処方していたようです．実際にこの薬剤を中止してもその1年以上後に交通事故で亡くなるまで，何も問題は生じませんでした．

　つまり，この症例に対するランソプラゾールの処方は不適切であったわけであり，不適切な処方をしないことがDQNな処方，"ナゾ処方"をしないための基本になるわけですね[4]．PPIは"ナゾ処方"の代表といってもいいくらい，やたら長期間漫然と処方される傾向があります．PPIを開始してから4週目や12週に胸やけ，消化不良，逆流，心窩部痛といった症状や食欲低下や体重減少あるいは興奮の有無といった変化をフォローすべき着目点[4]として挙げられていることも知らない医師が処方すべきではありませんね．

📖文献

1) 國松淳和：病名がなくてもできること．中外医学社，2019
2) 宮地良樹，上田裕一，郡　義明，他（編）：頻用薬の落とし穴　何気ない処方に潜む罠．文光堂，2015，pp101-106
3) Tas A：Thrombocytopenia as a side effect of pantoprazole. Turk J Gastroenterol 24（3）：295-296, 2013
4) 北　和也：そもそも"ナゾ処方"とは？　不適切処方をしない/放置しないための8箇条．総合診療 26（6）451-458, 2016

急性腎盂腎炎から敗血症をきたし，DICかと心配したら…
PPI内服症例には血小板減少が起こり得ますが…

骨折のリスクが上がると言って，患者さんが PPI 中止を希望
PPI 中止後に長年の下痢が治まって患者さんに感謝されました

症 例

70歳の男性．逆流性食道炎に対して PPI（ランソプラゾール）を 65 歳頃から服用しているが，服用開始から 3〜4 カ月頃からしばしば軟便を認めるようになり，66 歳になった頃から毎日のように下痢が 2〜3 回は認められるようになった．そのため，ビオフェルミン配合錠が処方されたが，改善はないままであった．整形外科病院で看護師をしている姪が「長期間 PPI を内服している高齢者は副作用として大腿骨頸部骨折が多いらしい」と話していたことが気になり，下痢以外の消化器症状がない状態が約 4 年間続いていることを理由にランソプラゾールを止めるべきではないか，とセカンドオピニオンを求めて，当院に来院．

処 方

1) ランソプラゾール　15 mg　1 錠　分 1　朝食後
2) ビオフェルミン® 配合錠　6 錠　分 3（毎食後）

DQN 解説

　逆流性食道炎の自覚症状がまったくないにもかかわらず，10年間も漫然とランソプラゾールを継続処方していたことがDQNですが，こういう症例は現実に少なくありません．5～6年間も自覚症状がなく内視鏡検査もせずに継続処方している例に限定しても，かなり多いと思います．

　PPIによって血便を伴わない慢性下痢が生じることがあり，多くの場合はPPIを中止すると治癒します．粘膜上皮直下にPPIにより慢性炎症を伴うコラーゲン線維が蓄積する現象が生じ，コラーゲン性大腸炎あるいはコラーゲン腸炎などと呼ばれています．これは，内視鏡で観察しても明らかな所見はなく，病理組織診断で初めてわかる所見なので，顕微鏡的大腸炎と呼ばれることもありますが，これにはリンパ球が粘膜下組織に浸潤するリンパ球性大腸炎も含まれます．リンパ球性大腸炎もPPIなどの薬剤により発症するものが多いと考えられています．

　この症例でもまず内視鏡検査をしました．上部消化管内視鏡検査（GIF）には異常はなく，大腸内視鏡検査（CF）ではコラーゲン性大腸炎の所見が認められました．

　詳細な機序は不明ですが，薬剤性の症例が多く，わが国では80%がランソプラゾールによるという報告もあります[1]．診断に至るまでの服薬期間は6～12カ月，病脳期間は1～12カ月，排便回数3～7回/日で，体重減少も3～5割に認められたとされています[1]から，この症例は極端なDQN処方だったと思われます．

　そのほかのPPIの副作用[2]としては，*Clostridium difficile* などの腸内感染症，顕微鏡的大腸炎，マグネシウム吸収不良による低マ

骨折のリスクが上がると言って，患者さんがPPI中止を希望
PPI中止後に長年の下痢が治まって患者さんに感謝されました

グネシウム血症や大腿骨頸部骨折などの骨折，心血管疾患，認知症，慢性腎臓病あるいは死亡のリスク[3,4]などがあります．

　なお，ビタミンB_{12}吸収不良による貧血の発症については現時点ではエビデンスはありません．すでに報告されている論文に対する疑義がないわけではなく，ランダム化比較試験（RCT）の結果ではないという意見を出す人もいれば，そうではないと否定する意見[5]もあります．

　現状では，PPIは乱用されている傾向が強いことは，多くの医学雑誌にも書かれており，雑誌記事の実例を挙げるまでもありませんが，確定的ではない副作用が報告されているといって無視するのではなく，副作用が生じる可能性は十分にあるという認識をもって適正使用を心がけるべきでしょう．PPIは種類が多く，どんな症例にどんなPPIを選択すればよいのか，という明確な基準はありません．したがって，処方する医師の適正処方を堅持しようとする意識が大切になってくるのです．

📖**文献**
1) 宮地良樹，上田裕一，郡　義明，他（編）：頻用薬の落とし穴　何気ない処方に潜む罠．文光堂，2015，pp115-118
2) 原田　拓（編著）：高齢者頻用薬ミニマム処方戦略．日本医事新報社，2022，pp65-71
3) 今井博久，福島紀子（編）：これだけは気をつけたい　高齢者への薬剤処方　医学書院，2014，p17
4) Veettil SK, Sadoyu S, Bald EM, et al：Association of proton-pump inhibitor use with adverse health outcomes：A systematic umbrella review of meta-analyses of cohort studies and randomised controlled trials. Br J Clin Pharmacol 88(4)：1551-1566, 2022
5) 名郷直樹（編）：Evidence Update 2023　最新の薬物治療のエビデンスを付加的に利用する．南山堂，2023，pp3-4

　酸素療法にはガイドライン〔『酸素療法ガイドライン』日本呼吸器学会・日本呼吸管理学会（編），2006〕があるのですが，そのガイドラインの存在を知らず，かなり適当な病棟指示をしている医師にいろんな病院で私は遭遇してきました．酸素療法の指示は酸素の投与量と投与方法を正しく処方することを意味しますが，実際には適切とは言いがたい指示が多いのです．

　一部の例を挙げると

DQN その1）「SpO_2＜93の場合は，標準的な酸素療法を開始すること」

DQN その2）「呼吸困難時は酸素1 L/分から開始し，1 L/分ずつ増減して調節すること，MAX 15 L/分」

DQN その3）「目標 SpO_2＝98 にて酸素1 L/分鼻カニュラから開始，1 L/分ずつ開始して，5 L/分以上はマスク，10 L/分以上リザーバー付マスク，MAX 12 L/分」

などという意味不明もしくはガイドライン無視の指示がそれです．

　デバイスによって，酸素流量と吸入酸素濃度は以下の**表1～3**のようになります．また，マスクの場合には，吸入酸素濃度だけではなく，吸入二酸化炭素濃度を考慮する必要があります．マスクの不適切な使

表1　鼻カニュラの酸素流量と吸入酸素濃度

酸素流量（L/分）	吸入酸素濃度（%）
1	24
2	28
3	32
4	36
5	40
5～6	40
6～7	50

表2　マスクとオキシマスク™ の酸素流量と吸入酸素濃度および吸入二酸化炭素分圧

酸素流量 (L/分)	マスク（シンプルマスク）		オキシマスク™（有孔マスク）	
	吸入酸素濃度 (%)	吸入二酸化炭素分圧	吸入酸素濃度 (%)	吸入二酸化炭素分圧
1	23	2	21	0
2	25	2	25	0
3	30	2	28	0
5	37	1	33	0
6	40	0	36	0
6〜7	50	0	39	0
7〜8	60	0	45	0

用によって吸入二酸化炭素濃度が高くなると二酸化炭素による呼吸抑制（CO_2ナルコーシス）が生じる危険性が高まります．マスクで「やむを得ず酸素流量5 L/分以下で使用する場合，患者の「$PaCO_2$が上昇する危険性に留意すること」，「$PaCO_2$が上昇する心配がない患者に使用する」とされています[1]．酸素流量が少ないと呼気に含まれる二酸化炭素に加えて表2のように余分な二酸化炭素を吸ってしまうのでCO_2ナルコーシスに陥るリスクが上がります．これを防ぐには，二酸化炭素を吸い込まずにすむオキシマスク™のような有孔マスクが有効です．

　酸素流量が5 L/分を超えると鼻の粘膜に対する刺激が強くなるため，5 L/分以上は鼻カニュラではなくマスクを使います．5 L/分以上は表2のように流量を増やしても吸入酸素濃度があまり上昇しないので，効率が悪いというのもマスクに変更する理由です．リザーバー付マスクは呼気をリザーバーの外に排気する弁を持っており，6 L/分以上の流量のときに，吸気二酸化炭素濃度を上げないようにする弁が働くことによりCO_2ナルコーシスを防ぎます．表3のように，酸素流量を10 L/分より多くしても吸入酸素濃度は上昇しません．酸素も有償で，限りのある医療資源ですから，10 L/分よりも大きな流量指示を

表3　リザーバー付マスクの吸入酸素濃度

酸素流量（L/分）	吸入酸素濃度（%）
6	60
7	70
8	80
9	90
10	90〜100
12〜15	90〜100

しても意味がなく，酸素の無駄遣いになるだけです．

　目標 SpO_2 値は，一般的な高齢者では93〜96％であり，COPDの患者では88〜92％とすることが適切[2]とされています．また，マスクは5 L/分以上の流量で使うように指示しなければなりません．しかし，病院によっては患者側の問題で鼻カニュラがうまく使えないという理由で看護師が独自判断でマスクを使ってしまう場合があり得ますが，それは主治医がCO_2ナルコーシスを起こす危険性を説明して回避させる責任があります．また，SpO_2 値を99〜100％にしないと気がすまない看護師も全国的にいるようです．しかし，それは必要のない過剰投与であり，酸素により肺胞障害を生じこともあり得るので，好ましいとはいえません．

　以上から，基本的な指示の出し方は，以下の例のようになります．

（例1）目標 SpO_2 ＝93〜96％

・SpO_2 ＜93％なら鼻カニュラで1 L/分で開始し，1 L/分ずつ増減可

・SpO_2 ＞96％なら1 L/分ずつ減量し，酸素投与終了も可

・酸素流量5 L/分以上を要する場合はマスクを使用

・酸素流量7 L/分以上を要する場合はリザーバー付マスクを使用

・酸素流量10 L/分でも目標を維持できない場合はドクター・コール→気管挿管・陽圧換気を考慮

（例 2）COPD 患者につき目標 SpO_2＝88〜92％

・SpO_2＜87％なら鼻カニュラで 1 L/分で開始し，1 L/分ずつ増減可

・SpO_2＞92％なら 1 L/分ずつ減量し，酸素投与終了も可

・酸素流量 5 L/分以上を要する場合はマスクを使用しドクター・コール→NPPV（非侵襲的陽圧換気）や気管挿管を考慮

📖文献

1) 小尾口邦彦：こういうことだったのか‼　酸素療法. 中外医学社, 2017, p14
2) 松原知康, 宮﨑紀樹（編）：病棟指示と頻用薬の使い方　決定版. 羊土社, 2022, pp42-51

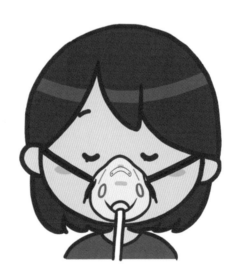

【著者略歴】

橋本　浩（はしもと　ひろし）
昭和 35 年 7 月 13 日京都市生まれ
医療法人恵生会恵生会病院 内科

昭和 62 年 3 月奈良県立医科大学卒業．同大学小児科に入局し研修．
平成元年 1 月から国立療養所福井病院小児科勤務．
平成 7 年 1 月から福井県敦賀市で，はしもとこどもクリニックの管理医師として
内科と小児科で 10 年間診療に従事．
加賀美（上海）医療諮迅有限公司総経理（現地法人社長）として勤務する傍ら，
上海南亜医院日本人診療部やセントミカエル病院（中文名称：上海天檀普華医院）
小児科・内科総合診療科などに勤務．
平成 23 年 3 月に帰国後は，北海道の町立別海病院小児科や奈良県の東生駒病院小
児科・内科・リハビリテーション科に勤務．
さらに東大阪生協病院，北海道の八雲町熊石国保病院にて内科医，小児科医とし
て勤務し，令和に入って奈良県の医療法人果恵会恵王病院などでコロナ対応を含
め内科医として勤務した後，令和 4 年 6 月から東大阪市の医療法人恵生会恵生会
病院に勤務．
また大阪府下のいくつかの市町村の休日急患診療所小児科にも勤務している．

所属学会：日本小児感染症学会

主な著書
『早わかり科学史』（日本実業出版社，2004）
『図解だれでもわかるユビキタス』（河出書房新社，2004）
『かぜ診療の基本』（中外医学社，2017）
『子どもの心を診る医師のための発達検査・心理検査入門　改訂 2 版』（中外医学
社，2021）
『糖尿病　外来診療の味方』（南山堂，2020）
『どんな診察室にも役立つ　アレルギー疾患まるわかり BOOK』（南山堂，2020）
『西洋医学の現場で実践に役立つ漢方治療』（シービーアール，2022）

本当にあった DQN な処方せん

2023 年 5 月 30 日　第 1 版第 1 刷発行©

著　　　者　橋本　浩
発　行　人　小林俊二
発　行　所　株式会社シービーアール
　　　　　　東京都文京区本郷 3-32-6　〒113-0033
　　　　　　☎(03)5840-7561（代）Fax(03)3816-5630
　　　　　　E-mail／sales-info@cbr-pub.com
　　　　　　ISBN 978-4-908083-87-7　C3047
　　　　　　定価は裏表紙に表示
装　　　幀　三報社印刷株式会社デザイン室
印 刷 製 本　三報社印刷株式会社
　　　　　　© Hiroshi Hashimoto 2023

ISBN978-4-908083-87-7
C3047 ¥2700E

定価2,970円
（本体2,700円＋税10％）

客注

書店ＣＤ：１８７２８０　　　１３
コメント：３０４７

受注日付：２４１２１６
受注Ｎｏ：０９７２９４
ＩＳＢＮ：９７８４９０８０８３８７７
　　　　　　１／１
　　　７２　　　ココからはがして下さい

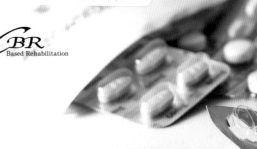

Community **CBR**
Based Rehabilitation